围术期全程营养

管理流程速查手册

马文君 / 主编

Weishuqi

Quancheng Yingyang

Guanli Liucheng

Sucha Shouce

组织编写　广东省人民医院（广东省医学科学院）
　　　　　广东省营养学会临床营养专业委员会
学术支持　广东省营养学会

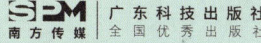

SPM
南方传媒　广东科技出版社
　　　　　全国优秀出版社
· 广 州 ·

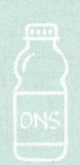
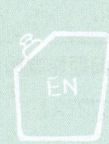
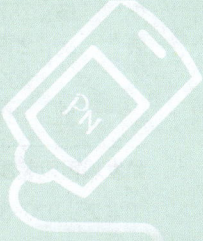

图书在版编目（CIP）数据

围术期全程营养管理流程速查手册 / 马文君主编.
广州 ： 广东科技出版社，2025. 6. -- ISBN 978-7-5359-
8477-7

Ⅰ. R459. 3-62

中国国家版本馆 CIP 数据核字第 20257C670M 号

围术期全程营养管理流程速查手册
Weishuqi Quancheng Yingyang Guanli Liucheng Sucha Shouce

出 版 人：严奉强
责任编辑：李　婷　马霄行
装帧设计：友间文化
责任校对：邵凌霞
责任印制：彭海波　林记松
出版发行：广东科技出版社
　　　　　（广州市环市东路水荫路11号　邮政编码：510075）
销售热线：020-37607413
https://www.gdstp.com.cn
E-mail：gdkjbw@nfcb.com.cn
经　　销：广东新华发行集团股份有限公司
印　　刷：广州市东盛彩印有限公司
　　　　　（广州市增城区上邵工业区工业二路1号　邮政编码：510700）
规　　格：787 mm×1 092 mm　1/16　印张8.5　字数180千
版　　次：2025年6月第1版
　　　　　2025年6月第1次印刷
定　　价：78.00元

如发现因印装质量问题影响阅读，请与广东科技出版社印制室联系调换
（电话：020-37607272）。

主　编　马文君　广东省人民医院（广东省医学科学院）

副主编

史琳娜　南方医科大学南方医院

潘文松　佛山市第一人民医院

叶文锋　中山大学附属肿瘤医院

谭荣韶　暨南大学附属广州红十字会医院

肖本熙　广东省人民医院（广东省医学科学院）

杨　力　南方医科大学珠江医院

编　者（按姓氏笔画排序）

王　斌	深圳市龙岗中心医院	李新梅	湛江中心人民医院
区俊文	广东祈福医院	肖桂珍	中国人民解放军南部战区总医院
卞华伟	中山大学附属第三医院	张　琳	梅州市人民医院
邓桂芳	深圳市南山区人民医院	张　慧	深圳市罗湖区人民医院
叶艳彬	暨南大学附属第一医院	陈彩芳	佛山市南海区人民医院
刘晓军	深圳市龙华区人民医院	郭丽娜	广东省中医院
刘喜红	广州市妇女儿童医疗中心	隋　昳	中山大学附属第一医院
祁志云	东莞市人民医院	葛　茜	深圳市人民医院
苏巴丽	肇庆市第一人民医院	韩宗萍	中山大学附属第五医院
苏雪梅	高州市人民医院	谢雯霓	深圳市第三人民医院
李洪广	中山市人民医院		

秘　书

王　序　广东省人民医院（广东省医学科学院）

叶晓红　广东省中医院珠海医院

围术期全程营养管理流程速查手册

广东省人民医院（广东省医学科学院）

广东省营养学会临床营养专业委员会

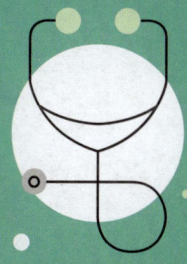

外科患者的营养管理一直是临床医学中的重要课题。外科患者中普遍存在的营养不良情况，不仅会大幅增加术后并发症的发生率和死亡率，还会延长康复时间，严重影响患者的生活质量。近年来，随着医学技术的进步和营养治疗理念的发展，全程营养管理逐渐成为改善外科患者预后的关键手段。然而，如何将这一理念转化为规范、高效的临床实践，依然是医务工作者面临的重要挑战。

《围术期全程营养管理流程速查手册》的出版可谓恰逢其时。本书由广东省人民医院（广东省医学科学院）和广东省营养学会临床营养专业委员会组织省内权威专家精心编撰而成。本书基于最新的循证医学证据，系统涵盖了围术期营养筛查与评估、营养支持治疗的诊疗流程、供能目标、并发症的营养管理以及不同术科围术期营养管理策略等内容，旨在为临床医生、基层社区医生、医学生及护理人员提供一部实用、便捷的参考工具书。

本书的突出特色在于其"速查"功能。鉴于临床工作节奏快，医务人员常难以抽出时间查阅大量文献或指南。本书以简洁明了的方式呈现关键内容，配合清晰的流程图和表格，方便用户快速定位和参考。无论是在选用营养筛查工具、估算能量与蛋白质需求，还是在不同术科人群的营养管理方面，本书都能提供明确的指导。这种高度实用的设计，将有效提升临床营养支持的规范性和工作效率。

作为一部兼具科学性、实用性和创新性的专业工具书，本书的出版具有双重意义：既填补了国内该领域的空白，又为推动外科营养管理的标准化、规范化提供了重要支持。相信本书必将成为临床医务工作者的实用指南，为改善外科患者的治疗效果和康复质量提供专业支持。

最后，衷心感谢广东省人民医院（广东省医学科学院）和广东省营养学会临床营养专业委员会及各位编委的辛勤付出。期待本书的出版能切实推动全程营养管理理念的临床应用，为外科患者的治疗与康复提供专业保障。

广东省营养学会理事长　朱惠莲

2025年5月

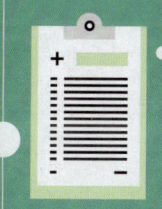

目 录 CONTENTS

第三章 常用营养筛查与评定量表

目 录 CONTENTS

附录

总　论

营养不良是导致外科患者术后并发症频发的重要危险因素。营养不良不仅损害患者机体功能，还会增加手术风险、加剧术后并发症、提高死亡率，严重影响患者预后。有研究显示外科患者营养不良的患病率为20%～80%，营养风险阳性率为24%～65%。

我国多中心前瞻性MOMENT研究显示，外科出院时有营养风险的患者＞51%，出院时中-重度营养不良的患者＞36%。在美国的一项研究中，2/3胃肠手术患者存在营养不良，营养不良导致手术后并发症发生率增加3倍、死亡率增加5倍，尤其在恶性肿瘤、重症、病理性肥胖、老年以及需要大手术的患者中更加明显，若不及时干预，容易出现不良临床结局。

合理的营养支持治疗能减少瘦体组织的丢失，改善患者营养状况，提高免疫功能，降低手术应激损害，降低并发症发生率和病死率，从而加速患者康复。术后早期进食有利于外科患者加速康复，改善预后及生活质量。因此，营养支持治疗已成为外科围手术期（本书简称"围术期"）管理的重要组成部分，对外科围术期患者进行全程营养管理非常必要。随着当前国内外相关指南不断推陈出新，临床医务工作者也需要花费较多时间和精力来进行知识更新。

鉴于此，为方便各临床专业医生、基层社区医生、医学生和护理工作者等在日常工作时查询、应用外科围术期营养支持治疗指南，更好地推广规范化营养诊疗流程，广东省营养学会临床营养专业委员会组织省内临床营养专家，基于现有循证医学证据，将围术期营养筛查与评定、营养支持治疗的诊疗流程、供能目标、并发症的营养管理以及不同专科围术期的营养管理流程等内容汇编成册，形成《围术期全程营养管理流程速查手册》，本书旨在为从事营养支持治疗的医务工作者提供便捷参考。

第一节 围术期营养管理——筛查与评定

"营养筛查—评定—诊断—干预—监测及随访"的营养诊疗步骤适用于外科围术期全程化营养管理。推荐在大手术前后评估患者的营养状况，对存在营养风险及营养不良的患者开展围术期营养治疗。国内外指南均建议所有围术期患者在入院当天（24 h内）应进行营养筛查，使用经验证的筛查工具，及时发现存在营养风险的患者。对存在营养风险的患者于48~72 h内进一步进行全面营养评定，从而发现营养不良并判断其严重程度，确保营养干预实施的有效性。门诊有明显摄入不足和体重下降等情况者，也应进行营养筛查和评估。

自2017年起，《国家基本医疗保险、工伤保险和生育保险药品目录》将"需经营养风险筛查，明确具有营养风险"作为肠外、肠内营养制剂医保支付的基本条件，营养风险获得独立的ICD编码（R63.801），作为诊断编入病案首页中，营养风险筛查成为临床路径及诊断相关分类（diagnosis related groups, DRGs）的组成部分。2022年3月国家卫生健康委（以下简称卫健委）办公厅印发了《营养筛查及评定工作的规范（试行）》。近几年来，国家卫健委医政司、国家临床营养专业医疗质量控制中心对提高住院患者营养筛查率和营养评定率提出明确要求，将其作为营养干预的重要依据，无相关结果的不予医保支付，可见营养筛查与评定的重要性。

（一）营养筛查

营养筛查是营养诊疗的第一步，目前营养筛查的工具较多，最常用的营养风险筛查2002（nutritional risk screening 2002, NRS 2002）适用于住院患者；营养不良通用筛查工具（malnutrition universal screening tool, MUST）适用于社区人群，也适用于不同的医疗机构；微型营养评定简表（mini-nutritional assessment short form, MNA-SF）更适用于老年人群；重症患者营养风险评分（nutrition risk in the critically ill score, NUTRIC score）适用于重症患者。

1. NRS 2002

NRS 2002是建立在循证医学基础上，由欧洲国家推荐、美国和中国等多个学会认可的住院患者营养风险筛查的首选工具。NRS 2002包括疾病严重程度评分、营养状况受损评分和年龄评分三个部分，最高分为7分。NRS 2002总评分≥3分者为存在营养风险，要求制订营养支持治疗计划；总评分<3分者为无营养风险，暂不需进行营养支持治疗，但一周后需重新进行营养筛查。详见第三章第一节。

2. 围术期营养筛查（PONS）

美国加速康复协会（American Society for Enhanced Recovery，ASER）在《加速康复外科路径中营养筛查与治疗的专家共识》中提出术前营养筛查（perioperative nutrition screening，PONS）工具，内容包括身体质量指数（body mass index，BMI）（≤65岁，BMI<18.5 kg/m^2；>65岁，BMI<20.0 kg/m^2）、近期体重改变（近6个月内非自主体重丢失>10%）、近期饮食摄入（近1周进食量下降>50%）三项指标中任意一项回答是，和/或术前血清白蛋白水平（ALB）<30 g/l，即符合术前营养干预指征。详见第三章第二节。

3. MNA-SF

MNA-SF用于识别已存在营养不良或可能发生营养不良的人群，尤其适合老年人群。2011年美国肠外肠内营养学会（American Society for Parenteral and Enteral Nutrition，ASPEN）把MNA-SF纳入为成人患者营养筛查的推荐工具。中华医学会肠外肠内营养学分会（Chinese Society for Parenteral and Enteral Nutrition，CSPEN）的老年营养指南建议将MNA-SF用于住院、社区居家及养老机构的老年患者，为开展规范化营养支持治疗提供依据。MNA-SF包括进食情况、体重丢失情况、活动情况、急性疾病或心理创伤、精神状态和BMI（如果不能获取可用小腿围替代）6个部分，总分共计14分。分值12～14分，提示营养状况良好；分值8～11分，提示营养不良风险；分值0～7分，提示存在营养不良。详见第三章第三节。

4. MUST

MUST由英国肠外肠内营养学会（British Association for Parenteral and Enteral Nutrition，BAPEN）营养不良咨询组制定，其应用范围包括医院病房、门诊、社区及其他照护机构的成人患者。内容主要包括BMI评分、体重丢失情况评分和急性疾病影响进食摄入评分三个部分。总分0分者为低营养不良风险，临床常规处理，无需营养干预；总分1分者为中营养不良风险，连续3天记录饮食摄入量，一周后复筛；总分≥2分者为高营养不良风险，制订营养治疗计划。2017年欧洲临床营养与代谢学会（European Society for Clinical Nutrition and Metabolism，ESPEN）在营养不良术语的定义指南中，建议将MUST和NRS 2002同时用于成人患者的营养风险筛查。详见第三章第四节。

5. NUTRIC评分

NUTRIC评分是加拿大学者为重症监护病房（ICU）患者设计的一种营养风险筛查系统，旨在识别出经积极营养治疗可能获益的危重患者。其筛选变量包含了与疾病严重程度相关的变量，而非传统营养状态有关变量。运用多变量回归分析识别与死亡率相关的变量，最终有6个疾病相关变量（年龄、急性生理与慢性健康APACHE Ⅱ评分、序贯器官功能障碍SOFA评分、并发症的数量、入住ICU前的住院时间和白细胞介素-6）与患者的生存显著相关。高分（6~10分）提示预后不良（高死亡率、机械通气时间延长），此类患者易从积极的营养支持中获益；低分（0~5分）提示此类患者营养风险小。美国危重症医学会（Society of Critical Care Medicine，SCCM）和美国肠外与肠内营养学会（ASPEN）在2016年成人危重症患者营养支持治疗实施与评价指南也推荐使用。详见第三章第五节。

（二）营养评定

营养评定是营养诊疗的第二步，包括膳食调查、人体测量及身体成分分析、实验室检查及营养评定量表等多层面指标，且随疾病治疗过程可多次评估。

1. 膳食调查

指采用食物频数法或24 h膳食调查法对患者的进餐次数、摄入食物的种类和数量等进行调查，从而计算出能量和营养素的摄入情况，通过评定患者摄入的营养素是否可满足生理和疾病需求。评定患者的营养素摄入状态是制订营养干预方案及评定营养干预疗效的重要参数。

2. 人体测量及身体成分分析

包括身高、体重、身体质量指数（BMI）、腰围、臀围、腰臀比、三头肌皮褶厚度、上臂围、上臂肌围、小腿围、握力、身体成分分析等，计算BMI值需考虑是否有液体潴留。对肿瘤、炎症性肠病、老年围术期患者可通过身体成分分析来评定是否存在肌少症。

3. 实验室检查

包括血红蛋白、淋巴细胞计数、总蛋白、白蛋白、前白蛋白、视黄醇结合蛋白、转铁蛋白、血脂、糖化血红蛋白、葡萄糖、肌酐-身高指数、氮平衡、电解质、维生素、微量元素、C反应蛋白、白细胞介素-6、肿瘤坏死因子、免疫功能等生化检验指标。

4. 营养评定量表

临床上常用的有主观全面评定（subjective global assessment，SGA）、微型营养评定（mini-nutritional assessment，MNA）、患者参与的主观全面评定（patient generated subjective global assessment，PG-SGA）。近年来，国际上又推出了一种新的营养评定方法——全球领导人发起的营养不良（global leadership initiative on malnutrition，GLIM）评定（诊断）标准。SGA、MNA和PG-SGA是国内外指南均推荐的可作为围术期患者营养评定的工具，GLIM是国际上最新的营养不良诊断方法，也推荐用于外科围术期患者。

（1）**SGA**：SGA是一种通用营养评定工具，广泛适用于不同疾病、不同年龄的门诊和住院患者，其信度和效度已得到大量临床验证，是营养评定的金标准。SGA包括根据近期身体质量指数变化、进食变化、胃肠道症状、活动能力、应激反应、肌肉消耗、肱三头肌皮褶厚度和足踝部水肿8个项目进行A、B、C分级。A级为营养良好，B级为轻、中度营养不良，C级为重度营养不良。上述8项中至少5项属于C或B级者，才可分别评定为重度或轻-中度营养不良。详见第三章第六节。

（2）**MNA**：MNA是专门为老年人群开发的营养筛查评定工具。包括4个方面（人体测量、膳食评价、整体评价、主观评价）18个项目，18项总分为30分。MNA评分值>24，提示营养状况良好；17≤MNA评分值≤23.5，提示潜在营养不良；MNA评分值<17，提示存在营养不良。详见第三章第七节。

（3）**PG-SGA**：PG-SGA是专门为肿瘤患者设计的营养评定方法，得到美国营养师协会等机构的大力推荐，目前已经成为我国卫生行业标准，定量评定是PG-SGA的最大亮点。内容包含患者自我评定（A评分）和医务人员评定（B评分、C评分和D评分）两部分，综合评定分定量评定和定性评定。定性评定中A级为营养良好；B级为可疑或中度营养不良；C级为重度营养不良。定量评定中总评分（A+B+C+D）≤1分为营养良好；2~3分为可疑或轻度营养不良；4~8分为中度营养不良；≥9分为重度营养不良。详见第三章第八节。

（4）**GLIM**：GLIM既是营养评定方法也是营养诊断方法，GLIM包括四个步骤：第一步使用经过前瞻性临床有效性验证的营养筛查工具进行营养风险筛查。第二步对存在营养风险的患者，根据3项表现型指标（非自主体重丢失、低BMI和肌肉量减少）和2项病因型指标（食物摄入或吸收减少、疾病或炎症）进行营养不良的诊断。第三步，当满足至少1项表现型指标和1项病因型指标时，认为存在营养不良。第四步根据表现型指标评定营养不良的严重程度，分为中度和重度营养不良。详见第三章第九节。

第二节 围术期营养管理——术前

外科预康复（surgical prehabilitation）是在加速康复外科（enhanced recovery after surgery，ERAS）理念基础上进一步提出的术前管理新模式，主要包括体能锻炼、营养支持和心理干预，旨在强调术前提高机体功能、改善营养状态、减少焦虑等负面情绪。其需要康复、营养、心理等多学科协同共管，使患者以最佳的生理和心理状态接受手术治疗，从而达到减少术后并发症、加速患者术后康复的目的。

围术期全程化营养管理的首要任务是营养预康复。营养预康复是指术前给患者合理的营养治疗以改善机体营养状态或减轻营养不良程度，维持有效的代谢和器官、组织功能，提高患者对手术创伤的耐受性，减少或避免术后并发症。这对大手术患者尤为重要，也是实施围术期营养支持治疗的最佳时期。营养预康复联合体能锻炼和心理干预组成的预康复多模式治疗，将会给患者带来更多获益。对存在营养风险及营养不良的患者及时开展围术期营养治疗。

（一）术前营养支持的指征

包括存在营养风险和/或营养不良的患者；预计围术期无法经口进食＞5天，或无法摄入能量和蛋白质目标需要量的60%＞7天的患者；围术期需要明显提升营养状况或存在严重代谢障碍风险的患者。当患者出现以下任一情况时，应视为存在高营养风险：

（1）6个月内非自主体重丢失＞10%；

（2）BMI＜18.5 kg/m^{2}伴一般状态差；

（3）NRS 2002评分≥5分或SGA评为C级；

（4）ALB＜30 g/l（肝肾功能正常）。

（二）术前营养支持途径

1. 营养咨询/教育、强化饮食

营养咨询/教育可提高饮食依从性，鼓励低营养风险围术期患者术前强化饮食，保证能量和蛋白质的摄入。

2. 口服营养补充（oral nutritional supplements，ONS）

围术期口服营养补充被认为是ERAS途径主要的术前干预方式之一。ONS指的是通过补充蛋白质、碳水化合物、脂肪、矿物质和维生素等营养素以达到机体均衡营养的需求。对能经口进食的患者提供营养咨询以增加经口饮食，并可通过ONS达到目

标量。2021年ESPEN外科临床营养实践指南推荐：正常饮食无法满足患者的能量需要时，无论其营养状况如何都推荐术前使用ONS。我国围术期营养管理指南推荐：对重度营养不良的手术患者应于术前进行营养干预，干预方法首选ONS。低营养风险围术期患者，如存在经口摄入量减少或能量和蛋白质摄入量达不到推荐摄入量的60%，建议进行营养干预并首选ONS，以加餐形式或伴常规饮食摄入；有高营养风险和/或营养不良患者，应尽早开始营养支持，干预方式首选ONS。术前ONS可选择免疫营养制剂或高蛋白制剂（2～3次/d，每次至少18 g蛋白质）。

3. 肠内营养（enteral nutrition，EN）

无法经口进食或饮食联合ONS无法达到60%能量目标者，可选择管饲EN，以满足机体对蛋白质和能量的需求。术前ONS/EN最好在入院前进行，以避免不必要的住院并降低院内感染的风险。

4. 肠外营养（parenteral nutrition，PN）

术前PN仅适用于有高营养风险或营养不良且能量需求不能由EN充分满足的患者。若单独经口和经肠内营养无法满足能量及营养需求的60%超过7天，推荐联合使用EN与PN。对存在高营养风险和/或营养不良的患者，若EN无法满足能量需要，术前应使用PN，推荐术前PN使用时间为7～14天。

（三）术前营养支持时间

存在营养风险和/或营养不良的患者，术前使用营养支持7～14天，部分重度营养不良患者可酌情延长，可以在门诊就诊时开始实施。2021年ESPEN指南推荐：有严重营养风险的患者在大手术前应接受营养治疗，即使是对癌症患者也应该推迟手术。

（四）术前营养支持目标

营养支持的目的是通过改善机体代谢和组织功能，提高患者对手术创伤的耐受，进而减少术后并发症、降低病死率。

能量目标以间接测热法实际测量的机体静息能量消耗值为首选依据，无法测定时基于身体质量指数或用能量预测公式估算，即能量目标为25～30 kcal/（kg·d）。蛋白质为1.2～1.5 g/（kg·d），必要时可根据患者具体情况进行个体化动态调整。术前营养支持强调蛋白质补充，有利于术后恢复。建议非肿瘤患者术前每餐保证≥18 g的蛋白质摄入，肿瘤患者术前每餐≥25 g的蛋白质摄入，以达到每天蛋白质需要量。BMI≥30 kg/m^{2}的肥胖患者，推荐的能量摄入量为目标需要量的70%～80%。

（五）肠内营养制剂选择与药理营养素

对于胃肠道功能正常的患者，建议使用整蛋白型肠内营养制剂，标准整蛋白配方适用于大部分患者。从堵管及感染风险等技术原因考虑，一般不推荐使用家庭自制食物开展EN；对于胃肠道功能受损或吸收障碍的患者，可使用氨基酸型或短肽型的肠内营养制剂；有合并其他疾病的患者，可选用特定疾病的营养素配方食品，如糖尿病配方、肾病配方、肝病配方、肌少症配方等。对于肿瘤患者，可使用免疫营养配方（如含谷氨酰胺、精氨酸、核苷酸、ω-3多不饱和脂肪酸等）。大多数手术患者能从免疫增强型EN制剂中获益。免疫增强型EN制剂能减少术后感染并发症、缩短住院时间，但对病死率无明显影响。关于免疫营养使用的时间，建议术前给予5~7天，因为免疫营养物使用5天后才能在体内发挥调节免疫及炎症反应的作用。EN无法满足营养需求而必须行PN的患者可使用谷氨酰胺添加制剂。合并严重肝、肾功能障碍和休克的重症患者，不建议补充谷氨酰胺。

（六）术前禁食禁饮与碳水化合物负荷

缩短术前禁食时间，有利于减少手术前患者的饥饿、口渴、烦躁、紧张等不良反应，有助于减少术后胰岛素抵抗，缓解分解代谢，甚至可以缩短术后住院时间。大部分患者不需要从术前当晚开始禁食，无误吸风险的患者，建议采用6 h、2 h、10 h原则：即术前6 h禁食，术前2 h禁饮（见表1），通常推荐是在术前10 h予患者饮用12.5 %的碳水化合物饮品800 ml，术前2 h饮用≤400 ml。胃肠功能紊乱者，如胃排空障碍、消化道梗阻、胃食管反流或胃肠道手术史等除外。不建议行术前机械性肠道准备。

表1　术前禁食禁饮要求

术前禁食禁饮时间	食物种类
≥2 h	清饮料包括清水、糖水、无渣果汁、碳酸类饮料、清茶及黑咖啡，不包括含酒精类饮品
≥6 h	牛奶或配方奶
≥6 h	淀粉类固体食物
≥8 h	油炸、脂肪及肉类固体食物

📋 第三节　围术期营养管理——术后

（一）术后尽早恢复经口进食

手术后尽早恢复经口进食现已明确是安全的，并且对于术后结局至关重要。包括胃肠道手术在内的大手术后立即早期经口喂养与术后并发症、住院时间和费用的减少有关。对于多数患者而言，术后早期（24 h内）可经口摄入营养，当经口能量摄入少于正常需要量的60%时，应鼓励添加ONS。

早期经口进食时，按照循序渐进及从少到多、从稀到稠、从简单到多样、少量多餐的原则，根据病情及胃肠道耐受情况酌情调整，饮食摄入不足的同时给予ONS，必要时强化乳清蛋白质粉。目前推荐应用成品营养制剂，传统的"清流质"和"全流质"因不能够提供充足的能量和蛋白质，不推荐常规应用。在能量和蛋白质的供给选择上，足量蛋白质摄入较能量摄入更为重要。

（二）术后开始营养支持的指征

（1）术后存在营养风险和/或营养不良的患者；

（2）术后7天内经口饮食无法摄入能量和蛋白质目标需要量

的60%的患者；

（3）手术前已实施营养支持的营养不良患者；

（4）严重营养不良而手术前未进行营养支持的患者；

（5）由于各种原因术后无法经口进食超过5天的患者；

（6）严重分解代谢状态的危重症患者以及围术期需明显提升营养状况或存在严重代谢障碍风险的患者。

（三）术后营养支持目标

能量目标需要量采用间接测热法进行实际测定，无法测定时可按25～30 kcal/（kg·d）提供能量，蛋白质目标需要量为1.2～1.5 g/（kg·d），大手术者或重度应激状态者、肿瘤及严重消耗者，能量目标可酌情提高至30～35 kcal/（kg·d），蛋白质供给量应提高至1.5～2.0 g/（kg·d）以达到理想效果，根据肝肾功能调整用量；碳水化合物、脂肪和蛋白质三大营养素比例合适，同时兼顾微量营养素的合理摄入，维持水、电解质平衡。存在高营养风险或重度营养不良的重症患者，营养治疗初始时进行适度喂养（目标量的60%），并在预防再喂养综合征的同时，于

48~72 h内达到预估目标能量和蛋白质需要量的80%。

（四）术后营养支持途径

术后无法经口进食时，首选经胃肠道途径。术后营养状况良好的患者，预计无法经口进食超过5天或无法摄入能量和蛋白质目标需要量的60%超过7天，建议尽早开启营养治疗。遵循营养治疗五阶梯模式的原则（见图1），酌情给予营养咨询/教育、口服营养补充、全肠内营养、部分肠内加肠外联合营养、全肠外营养，当下一阶梯能量摄入不能满足60%的目标需要量3~5天时，应选择上一阶梯；有高营养风险和/或营养不良的患者，尤其接受重大头颈部或胃肠道肿瘤手术的患者、伴有严重创伤包括脑损伤的患者，如无法经口进食或无法摄入能量和蛋白质目标需要量的60%，应立即启动营养治疗。低营养风险7天能量摄入＜目标需要量的60%，或高营养风险3天内能量摄入＜目标需要量的60%，可给予补充性肠外营养（supplemental parenteral nutrition，SPN）。EN能量摄入＞目标量的60%时停SPN，逐渐过渡至EN/ONS和常规饮食。

1. EN的途径

主要包括：鼻胃管（nasogastric tube，NGT）、鼻肠管（nasointestinal tube，NIT）、经皮内镜下胃造口（percutaneous endoscopic gastrostomy，PEG）、经皮内镜下空肠造口（percutaneous endoscopic jejunostomy，PEJ）、手术胃造口/

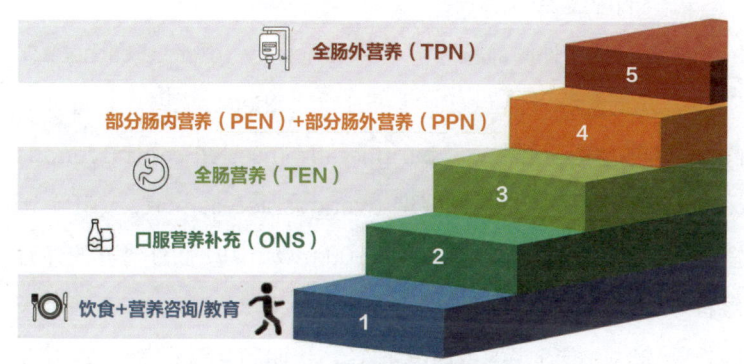

图1 营养治疗五阶梯模式

注：完全肠内营养（total enteral nutrition，TEN）；
　　部分肠内营养（partial enteral nutrition，PEN）；
　　部分肠外营养（partial parenteral nutrition，PPN）；
　　完全肠外营养（total parenteral nutrition，TPN）。

空肠造口置管等。应根据患者的疾病状态、喂养耐受性、喂养时间长短以及胃肠功能状态等因素选择合适的EN途径。术中放置营养管路不作为常规推荐，但对于术前存在营养不良或预计有较高的术后并发症发生风险或接受二次手术的患者，建议术中放置营养管路。对于不耐受胃内喂养、胃动力较差或有高误吸风险的患者，应考虑幽门后喂养。鼻饲管放置超过4周易引起鼻黏膜糜烂、食管溃疡等并发症，因此预计置管时间超过4周的患者，建议选择PEG/PEJ。接受腹部手术术后需较长时间EN的患者，建议术中放置空肠营养管。

2. PN的途径

主要包括：外周静脉导管（peripherally inserted catheter, PIC）、中心静脉导管（central venous catheter, CVC）、经外周静脉穿刺的中心静脉导管（peripherally inserted centralvenous catheter, PICC）、静脉输液港（venous access port, VAP）。短期（≤2周）应用低渗透压（≤900 mOsm/l）肠外营养的外科患者可采用PIC途径；预计需要较长时间（2~4周）或高渗透压肠外营养时，推荐CVC或PICC途径，长期肠外营养者（＞4周）优先选择PICC或VAP途径。

（五）术后肠内营养

存在营养风险和/或营养不良，且胃肠道有功能并能安全使用的患者，应首选EN；预计无法经口自主进食超过5天或经口进食量不足（＜目标量的60%）超过7天的患者，术后24 h内可予以EN；大手术后的患者实施早期EN，建议使用EN输注泵连续输注；病情稳定、耐受良好的患者，可考虑用间歇输注法，以恢复正常的饮食节律。若出现不耐受，建议暂停或减慢输注速度，或将间歇输注改为连续输注。可根据患者代谢和胃肠道耐受等情况选择不同类型的EN制剂，高蛋白配方有益于部分术后患者。

根据患者病情及胃肠道运动和吸收状况，由氨基酸型或短肽型EN开始，逐渐过渡到整蛋白型EN并逐步增加输注总量和输注

速度，被称为序贯性早期EN。国内外相关临床研究也验证了序贯性早期EN可减少术后早期肠内喂养不耐受，加速术后患者的康复，并改善生活质量和营养状态。

EN消化吸收后经门静脉进入血液循环，能改善肠功能，维护肠黏膜屏障，是一种更为符合生理的途径，具有PN无法比拟的优势，但其与较高的胃肠道不耐受相关，容易引起腹痛、腹胀、呕吐、反流、误吸，甚至肠道黏膜缺血。基于EN调理营养代谢、维护脏器功能、改善临床结局的作用大于营养支持治疗本身的价值，国内外临床营养指南强烈推荐需要营养支持治疗的外科患者首选EN途径。

（六）术后肠外营养

PN适用于无法通过口服和/或肠内途径满足其营养需求的患者，尤其适用于肠功能衰竭、短肠综合征、肠缺血、高流量瘘及腹腔间室综合征等患者。合理的PN给予时机应根据患者的营养风险大小而决定：①对于营养风险较高的患者（NRS 2002≥5分，NUTRIC≥6分），若48~72 h内EN无法满足机体需要的能量及蛋白质的60%时，建议给予SPN；②对于胃肠功能严重障碍且不能使用EN的重度营养不良患者，建议尽早启动PN；③对于低营养风险的患者（3分≤NRS 2002＜5分或NUTRIC＜6分），EN支持治疗7天后仍未能达到目标需要量的60%时，应给予SPN。

长期禁食或接受PN患者应补充满足生理需要量的维生素及微量元素，避免机体缺乏维生素及微量元素。平素健康患者在择期手术后的24 h内，血浆中多种微量元素和维生素的浓度显著下降，2022年ESPEN微量营养素指南建议：所有接受营养支持治疗的患者均应首选通过口服或EN的方式补充足量的必需微量元素和维生素。"全合一"PN与单瓶输注相比，可减少代谢性并发症的发生，降低相关感染风险，更符合机体生理代谢过程，是PN的建议应用模式。

（七）术后并发症的营养管理

对于术后出现胃肠功能障碍的外科患者，可按急性胃肠功能损伤（acute gastrointestinal injury, AGI）的情况，酌情给予EN（见表2）。AGI Ⅰ级：可选择初始速度20 ml/h的整蛋白EN配方；AGI Ⅱ～Ⅲ级：可选择初始速度10～15 ml/h的短肽型预消化EN配方；AGI Ⅳ级：暂不给予EN。

表2　急性胃肠功能损伤（AGI）的定义与分级表

分级	定义	临床诊断或临床表现
无急性胃肠损伤	无胃肠系统的功能不全	无胃肠症状
AGI Ⅰ级：存在发展为胃肠功能障碍或衰竭的风险	胃肠部分功能损伤，表现为已知原因或一过性胃肠症状	损伤之后出现临床可见的胃肠症状，短暂且具有自限性。例如腹部手术后第1天出现恶心、呕吐，术后肠鸣音消失，休克早期肠蠕动减弱
AGI Ⅱ级：有胃肠功能障碍	消化道不能充分完成消化、吸收以满足机体对营养素和水的需求	急性发作的胃肠症状，需临床干预以保证营养和水分需求。既往未行胃肠干预或腹腔手术但情况比预期严重。例如胃轻瘫伴胃潴留或反流，低位消化道麻痹，腹泻，Ⅰ级腹内高压［腹内压为12～15 mmHg（1 mmHg=0.133 kPa）］，胃内容物或大便可见出血。喂养不耐受表现为肠内营养<20 kcal/（kg·d），尝试时间>72 h
AGI Ⅲ级：胃肠衰竭	胃肠功能丧失，临床干预后胃肠功能仍无法恢复，一般情况无改善	诊断：临床干预后（如使用红霉素、幽门后置管）仍持续存在的肠内喂养不耐受，导致多器官功能障碍综合征持续甚至恶化。例如即使治疗后病人仍持续喂养不耐受——高度胃潴留，持续胃肠麻痹，发生或进展性肠扩张，腹内高压进展到Ⅱ级（腹内压为15～20 mmHg），低腹腔灌注压（<60 mmHg）。出现喂养不耐受并可能与多器官功能障碍综合征持续或恶化有关
AGI Ⅳ级：胃肠衰竭并严重影响其他器官脏器功能	急性胃肠损伤进展为直接危及生命的严重状态，伴多器官功能障碍综合征及休克加重	诊断：急性胃肠损伤导致急性严重的全身情况恶化，伴多器官功能不全和休克。例如肠道缺血、坏死，胃肠道出血导致失血性休克，假性结肠梗阻，需要减压的腹腔间室综合征等

口服或EN无法达到目标需要量的60%时，适时给予PN，并尽早建立肠内营养途径进行营养支持。

接受EN治疗的患者应进行误吸风险评定，当胃残余量（gastric residual volume，GRV）＞250 ml/4 h时，使用促胃动力药物并将喂养速度减半；当GRV持续＞500 ml/6 h，应考虑幽门后喂养。

麻痹性肠梗阻者应以PN为主，根据肠道耐受情况逐步增加EN剂量。

术后出现吻合口瘘时，早期应以PN为主，根据肠道功能恢复和耐受情况行序贯EN；术后消化道出血的患者，以液体复苏为主，出血控制后可早期应用EN；术后切口愈合不良和压疮的患者，推荐高蛋白ONS，可考虑应用免疫增强型EN。

如发生低磷血症（血磷＜0.65 mmol/l，或EN开始的72 h内血磷下降＞0.16 mmol/l），减少能量供给至＜500 kcal/d，并补充磷酸盐，纠正电解质紊乱。EN开始前3天应每天注射100~200 mg硫胺素（维生素B_1），每日监测血磷水平。

较长时间PN治疗易发生肝功能损害（parenteral nutrition associated liver disease，PNALD），尽早启动肠内喂养、优化PN处方、控制感染及合理使用保肝药物是防治的重要方式。PN相关感染性并发症多由于静脉导管、肠源性和配置过程污染，规范选择导管途径和标准化维护、尽可能恢复肠内喂养是预防感染的重要举措。

（八）药理营养素的应用

对于接受大手术的营养不良患者（包括肿瘤患者），可在术后使用含免疫营养素（精氨酸、ω-3多不饱和脂肪酸或核苷酸等）的EN配方；推荐EN无法满足营养需求而必须行PN的外科患者，也可使用谷氨酰胺、ω-3多不饱和脂肪酸等免疫营养素。严重肝功能不全或肾功能衰竭患者，以及血流动力学不稳定的不易复苏的休克患者，无论是EN还是PN均不推荐添加谷氨酰胺。有脓毒症或血流动力学不稳定的患者不推荐使用含精氨酸的免疫增强型EN制剂。

第四节　围术期营养管理——监测和随访

（一）营养监测

1. 营养代谢监测：能量代谢、蛋白质代谢、糖代谢、脂代谢、再喂养综合征等。

2. 器官功能监测：骨骼肌或瘦体组织含量、营养指标、炎症指标、肝功能、肾功能、血常规、维生素、微量元素、电解质、水与酸碱平衡、动态血压、乳酸、血管活性药用量、肠道屏障功能等。

3. 并发症监测：胃肠道相关并发症、导管相关并发症、感染相关并发症、代谢相关并发症等。做好肠内营养耐受性的评估（见表3）。

表3　肠内营养耐受性评分表

评价内容	计分内容			
	0分	1分	2分	5分
腹胀和/或腹痛	无	轻度腹胀 无腹痛	明显腹胀； 或腹内压15~20 mmHg； 或腹痛可自行缓解	严重腹胀； 或腹内压>20 mmHg； 或腹痛不能自行缓解
恶心和/或呕吐	无恶心呕吐 或持续胃肠减压无症状	有恶心 但无呕吐	恶心呕吐，但不需要胃肠减压； 或250 ml≤胃残余量<500 ml	呕吐且需胃肠减压； 或GRV≥500 ml
腹泻	无	稀便≥3次/d； 且250 ml≤大便量<500 ml	稀便≥3次/d； 且500ml≤大便量<1500 ml	稀便≥3次/d； 且大便量≥1500ml

注：耐受性总分=腹胀和/或腹痛+恶心和/或呕吐+腹泻；
　　0~2分：继续肠内营养，增加或维持原速度，对症治疗；
　　3~4分：继续肠内营养，减慢速度，2 h后重新评估；
　　≥5分：暂停肠内营养，并做相应处理。

（二）出院后营养管理及随访

国内外的指南均推荐ONS作为外科患者出院后的首选营养支持方式。经口进食不能满足日常所需能量的患者，出院前应行营养状况再评定，必要时，出院后应继续行营养支持治疗。对于大手术后出院的患者，应监测其营养摄入与体重变化，存在营养风险和/或营养不良者，在营养咨询/教育的基础上给予ONS，剂量至少为400～600 kcal/d，建议餐间服用。重度营养不良、行四级手术后的患者及术后需要放化疗的癌症患者，推荐出院后继续予ONS干预2周至数月。经过ONS仍无法维持患者营养状况时，建议实施家庭肠内营养（home enteral nutrition，HEN），HEN无法实施或HEN无法提供充足的能量和蛋白质时应补充或选择家庭肠外营养（home parenteral nutrition，HPN），并注意维护水与电解质的平衡和肝肾功能。合理的营养监测和干预可以缩短外科术后患者恢复健康所需的康复治疗期，并且患者最好定期去营养门诊随诊至少持续到术后30天。

外科患者的营养支持治疗应遵循全程营养管理理念，将"营养筛查—评定—诊断—干预—监测及随访"贯穿于术前、术中、术后以及出院后的整个疾病治疗和康复过程，组建多学科团队以发挥营养支持治疗的最大疗效。希望本流程能为围术期患者规范化的营养诊疗过程提供便捷、有效的帮助，有利于促进临床医务人员与营养专业人员诊疗水平和能力的提升，为外科患者提供科学、规范、高质量的营养支持服务，助力患者更好更快康复及生活质量的改善。

参考文献

[1] WEIMANN A, BRAGA M, CARLI F, et al. ESPEN guideline: Clinical nutrition in surgery [J]. Clin Nutr, 2017, 36 (3): 623–650.

[2] 崔红元, 朱明炜, 陈伟, 等. 中国老年住院患者营养状态的多中心调查研究 [J]. 中华老年医学杂志, 2021, 40 (3): 364–369.

[3] LOBO D N, GIANOTTI L, ADIAMAH A, et al. Perioperative nutrition: Recommendations from the ESPEN expert group [J]. Clin Nutr, 2020, 39 (11): 3211–3227.

[4] WEIMANN A, BRAGA M, CARLI F, et al. ESPEN practical guideline: Clinical nutrition in surgery [J]. Clin Nutr, 2021, 40 (7): 4745–4761.

[5] ZHANG L, WANG S W, GAO X J, et al. Poor Pre-operative Nutritional Status Is a Risk Factor of Post-operative Infections in Patients with Gastrointestinal Cancer–A Multicenter Prospective Cohort Study [J]. Front Nutr, 2022, 9: 850063.

[6] MARTÍNEZ-ORTEGA A J, PIÑAR-GUTIÉRREZ A, SERRANO-AGUAYO P, et al. Perioperative Nutritional Support: A Review of Current Literature [J]. Nutrients, 2022, 14 (8): 1601.

[7] 中华医学会肠外肠内营养学分会, 中国医药教育协会加速康复外科专业委员会. 加速康复外科围术期营养支持中国专家共识 (2019版) [J]. 中华消化外科杂志, 2019, 18 (10): 897–902.

[8] 中国加速康复外科专家组. 中国加速康复外科围手术期管理专家共识 (2016) [J]. 中华外科杂志, 2016, 54 (6): 413–418.

[9] CEDERHOLM T, BARAZZONI R, AUSTIN P, et al. ESPEN guidelines on definitions and terminology of clinical nutrition [J]. Clin Nutr, 2017, 36 (1): 49–64.

[10] CEDERHOLM T, BOSAEUS I, BARAZZONI R, et al. Diagnostic criteria for malnutrition – An ESPEN Consensus Statement [J]. Clin Nutr, 2015, 34 (3): 335–340.

[11] 中国研究型医院学会老年外科专业委员会. 老年外科患者围手术期营养支持中国专家共识 (2024版) [J]. 中华消化外科杂志, 2024, 23 (5): 629–641.

[12] BISCHOFF S C, BAGER P, ESCHER J, et al. ESPEN guideline on Clinical Nutrition in inflammatory bowel disease [J]. Clin Nutr, 2023, 42 (3): 352–379.

[13] KONDRUP J, ALLISON S P, ELIA M, et al. ESPEN guidelines for nutrition screening 2002 [J]. Clin Nutr, 2003, 22 (4): 415–421.

[14] WISCHMEYER P E, CARLI F, EVANS D C, et al. American Society for Enhanced Recovery and Perioperative Quality Initiative Joint Consensus Statement on Nutrition Screening and Therapy Within a Surgical Enhanced Recovery Pathway [J]. Anesth Analg, 2018, 126 (6): 1883–1895.

[15] STRATTON R J, HACKSTON A, LONGMORE D, et al.

Malnutrition in hospital outpatients and inpatients: prevalence, concurrent validity and ease of use of the 'malnutrition universal screening tool' ('MUST') for adults [J]. Br J Nutr, 2004, 92 (5): 799-808.

[16] RUBENSTEIN L Z, HARKER J O, SALVÀ A, et al. Screening for undernutrition in geriatric practice: developing the short-form mini-nutritional assessment (MNA-SF) [J]. J Gerontol A Biol Sci Med Sci, 2001, 56 (6): M366-M372.

[17] DETSKY A S, MCLAUGHLIN J R, BAKER J P, et al. What is subjective global assessment of nutritional status? [J]. JPEN J Parenter Enteral Nutr, 1987, 11 (1): 8-13.

[18] GUIGOZ Y, VELLAS B, GARRY P J. Assessing the nutritional status of the elderly: The Mini Nutritional Assessment as part of the geriatric evaluation [J]. Nutr Rev, 1996, 54 (1 Pt 2): S59-65.

[19] HEYLAND D K, DHALIWAL R, JIANG X, et al. Identifying critically ill patients who benefit the most from nutrition therapy: the development and initial validation of a novel risk assessment tool [J]. Crit Care, 2011, 15 (6): R268.

[20] BAUER J, CAPRA S, FERGUSON M. Use of the scored Patient-Generated Subjective Global Assessment (PG-SGA) as a nutrition assessment tool in patients with cancer [J]. Eur J Clin Nutr, 2002, 56 (8): 779-785.

[21] CEDERHOLM T, JENSEN G L, CORREIA M I T D, et al. GLIM criteria for the diagnosis of malnutrition - A consensus report from the global clinical nutrition community [J]. Clin Nutr, 2019, 38 (1): 1-9.

[22] GILLIS C, LJUNGQVIST O, CARLI F. Prehabilitation, enhanced recovery after surgery, or both? A narrative review [J]. Br J Anaesth, 2022, 128 (3): 434-448.

[23] 中华医学会肠外肠内营养学分会. 成人口服营养补充专家共识 [J]. 消化肿瘤杂志（电子版）, 2017, 9 (3): 151-155.

[24] 中华医学会外科学分会胃肠外科学组, 中华医学会外科学分会结直肠外科学组, 中国医师协会外科医师分会上消化道外科医师委员会. 胃肠外科病人围手术期全程营养管理中国专家共识（2021版）[J]. 中国实用外科杂志, 2021, 41 (10): 1111-1125.

[25] 中华医学会外科学分会, 中华医学会麻醉学分会. 中国加速康复外科临床实践指南（2021版）[J]. 中国实用外科杂志, 2021, 41 (9): 961-992.

[26] 中华医学会外科学分会, 中华医学会麻醉学分会. 加速康复外科中国专家共识暨路径管理指南（2018）[J]. 中华麻醉学杂志, 2018, 38 (1): 8-13.

[27] 中华医学会肠外肠内营养学分会. 中国成人患者肠外肠内营养临床应用指南（2023版）[J]. 中华医学杂志, 2023, 103 (13): 946-974.

[28] SONG H X, WEI S H, AN G H, et al. Effect of sequential vs. non-sequential early enteral nutrition therapy on nutritional status, recovery, and quality of life of patients

with esophageal cancer [J] . Eur Rev Med Pharmacol Sci, 2023, 27 (16) : 7590-7596.

[29] BURCHARTH J, FALKENBERG A, SCHACK A, et al. The effects of early enteral nutrition on mortality after major emergency abdominal surgery: A systematic review and meta-analysis with Trial Sequential Analysis [J] . Clin Nutr, 2021, 40 (4) : 1604-1612.

[30] ZHANG L, LIU Y, GAO X, et al. Immediate vs. gradual advancement to goal of enteral nutrition after elective abdominal surgery: A multicenter non-inferiority randomized trial [J] . Clin Nutr, 2021, 40 (12) : 5802-5811.

[31] BRAGA M, LJUNGQVIST O, SOETERS P, et al. ESPEN Guidelines on Parenteral Nutrition: surgery [J] . Clin Nutr, 2009, 28 (4) : 378-386.

[32] MCCLAVE S A, TAYLOR B E, MARTINDALE R G, et al. Guidelines for the Provision and Assessment of Nutrition Support Therapy in the Adult Critically Ill Patient: Society of Critical Care Medicine (SCCM) and American Society for Parenteral and Enteral Nutrition (A. S. P. E. N.) [J] . JPEN J Parenter Enteral Nutr, 2016, 40 (2) : 159-211.

[33] BERGER MM, SHENKIN A, SCHWEINLIN A, et al. ESPEN micronutrient guideline [J] . Clin Nutr, 2022, 41 (6) : 1357-1424.

[34] 中华医学会肠外肠内营养学分会. 成人补充性肠外营养中国专家共识 [J] . 中华胃肠外科杂志, 2017, 20 (1) : 9-13.

[35] 熊照玉, 柯卉, 李素云, 等. 围手术期患者口服营养补充的最佳证据总结 [J] . 中华护理杂志, 2021, 56 (2) : 283-288.

[36] 杨鑫, 崔红元, 陈伟, 等. 普通外科病人住院期间营养风险和营养不良动态变化的多中心横断面调查 [J] . 肠外与肠内营养, 2020, 27 (5) : 270-273.

[37] LIDORIKI I, SCHIZAS D, MYLONAS K S, et al. Postoperative Changes in Nutritional and Functional Status of Gastroesophageal Cancer Patients [J] . J Am Nutr Assoc, 2022, 41 (3) : 301-309.

[38] OH S E, CHOI M G, SEO J M, et al. Prognostic significance of perioperative nutritional parameters in patients with gastric cancer [J] . Clin Nutr, 2019, 38 (2) : 870-876.

[39] MATTHEWS L S, WOOTTON S A, DAVIES S J, et al. Screening, assessment and management of perioperative malnutrition: a survey of UK practice [J] . Perioper Med (Lond) , 2021, 10 (1) : 30.

[40] 中国临床肿瘤学会指南工作委员会. 中国临床肿瘤学会 (CSCO) 恶性肿瘤患者营养治疗指南 2024 [M] . 北京: 人民卫生出版社, 2024.

[41] LJUNGQVIST O, WEIMANN A, SANDINI M, et al. Contemporary Perioperative Nutritional Care [J] . Annu Rev Nutr, 2024, 44 (1) : 231-255.

[42] 中国营养学会法规标准工作委员会. 加速康复外科 (ERAS) 围手术期营养诊疗规范: T/CNSS 004-2020 [S/OL] . 北京: 中国营养学会, 2020. https://www.cnsoc.org/notice/902001201.html.

围术期营养管理流程图

第一节 成人围术期营养管理流程图

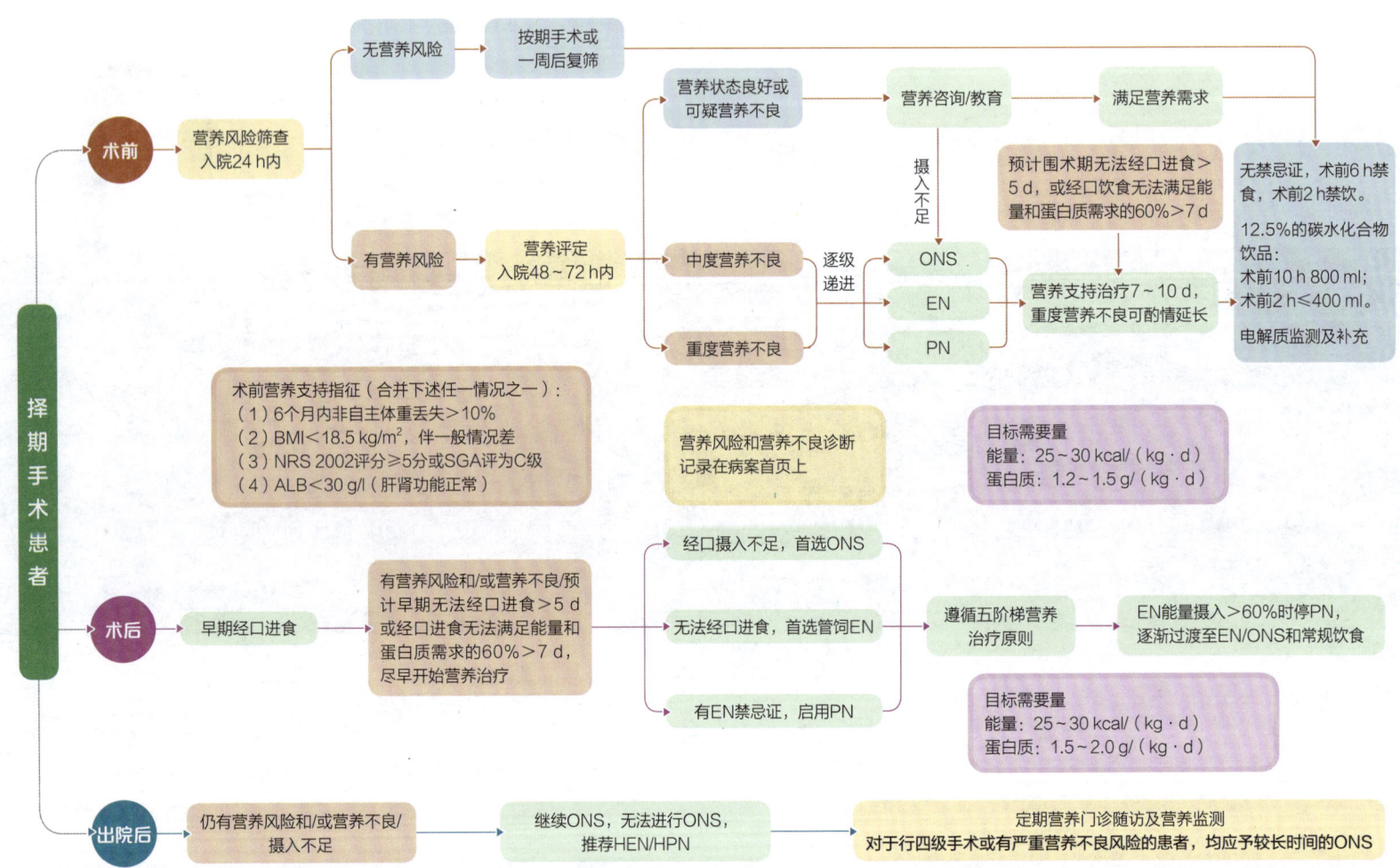

择期手术患者

术前
营养风险筛查
入院24 h内

无营养风险 → 按期手术或一周后复筛

有营养风险 → 营养评定 入院48~72 h内

营养状态良好或可疑营养不良 → 营养咨询/教育 → 满足营养需求

中度营养不良 / 重度营养不良 → 逐级递进 → ONS / EN / PN

摄入不足

预计围术期无法经口进食>5 d，或经口饮食无法满足能量和蛋白质需求的60%>7 d

营养支持治疗7~10 d，重度营养不良可酌情延长

无禁忌证，术前6 h禁食，术前2 h禁饮。
12.5%的碳水化合物饮品：
术前10 h 800 ml；
术前2 h≤400 ml。
电解质监测及补充

术前营养支持指征（合并下述任一情况之一）：
（1）6个月内非自主体重丢失>10%
（2）BMI<18.5 kg/m²，伴一般情况差
（3）NRS 2002评分≥5分或SGA评为C级
（4）ALB<30 g/l（肝肾功能正常）

营养风险和营养不良诊断记录在病案首页上

目标需要量
能量：25~30 kcal/（kg·d）
蛋白质：1.2~1.5 g/（kg·d）

术后
早期经口进食

有营养风险和/或营养不良/预计早期无法经口进食>5 d或经口进食无法满足能量和蛋白质需求的60%>7 d，尽早开始营养治疗

经口摄入不足，首选ONS

无法经口进食，首选管饲EN

有EN禁忌证，启用PN

遵循五阶梯营养治疗原则

EN能量摄入>60%时停PN，逐渐过渡至EN/ONS和常规饮食

目标需要量
能量：25~30 kcal/（kg·d）
蛋白质：1.5~2.0 g/（kg·d）

出院后
仍有营养风险和/或营养不良/摄入不足

继续ONS，无法进行ONS，推荐HEN/HPN

定期营养门诊随访及营养监测
对于行四级手术或有严重营养不良风险的患者，均应予较长时间的ONS

补充说明

当常规饮食无法满足患者的能量需求时，无论其营养状态如何都推荐在术前使用ONS；推荐术前使用含精氨酸、ω-3多不饱和脂肪酸及核糖核苷酸的免疫调节型ONS，并建议在术前使用5~7天。

术前营养支持强调蛋白质补充，有利于术后恢复。建议非肿瘤患者术前每餐保证≥18 g的蛋白质摄入，肿瘤患者术前每餐≥25 g的蛋白质摄入以达到每天蛋白质需要量；术前营养支持首选口服高蛋白食物和ONS，次选管饲EN，如能量和蛋白质无法达到目标量，可考虑行PN支持。

术后早期恢复经口进食是安全的，且对术后恢复至关重要，推荐应用成品营养制剂以保证蛋白质摄入（传统的"清流质"和"全流质"不能够提供充足的能量和蛋白质，不推荐常规应用）。

对于接受大手术的营养不良患者（包括肿瘤患者），可在围术期或至少在术后使用含免疫营养素的EN配方；推荐EN无法满足营养需求而必须行PN的外科患者，可使用谷氨酰胺、ω-3多不饱和脂肪酸等免疫营养素。

对需要EN的上消化道及胰腺大手术的营养不良患者，应放置鼻肠管或空肠管进行营养治疗。

心、肺、肝、胰腺及肾脏移植术后24 h内应早期经口正常进食或使用EN，即使是小肠移植，术后可早期启动EN，但EN第1周应注意缓慢加量。

参考文献

[1] 中华医学会外科学分会，中华医学会麻醉学分会.中国加速康复外科临床实践指南（2021版）[J].中国实用外科杂志，2021，41（9）：961-992.

[2] 中华医学会外科学分会，中华医学会麻醉学分会.加速康复外科中国专家共识暨路径管理指南（2018）[J].中华麻醉学杂志，2018，38（1）：8-13.

[3] 中华医学会肠外肠内营养学分会，中国医药教育协会加速康复外科专业委员会.加速康复外科围术期营养支持中国专家共识（2019版）[J].中华消化外科杂志，2019，18（10）：897-902.

[4] 中华医学会肠外肠内营养学分会.成人围手术期营养支持指南[J].中华外科杂志，2016，54（9）：641-657.

[5] 中华医学会肠外肠内营养学分会.中国成人患者肠外肠内营养临床应用指南（2023版）[J].中华医学杂志，2023，103（13）：946-974.

[6] WEIMANN A，BRAGA M，CARLI F，et al. ESPEN practical guideline: Clinical nutrition in surgery [J]. Clin Nutr, 2021, 40（7）：4745-4761.

[7] 中国营养学会法规标准工作委员会.加速康复外科（ERAS）围手术期营养诊疗规范：T/CNSS 004-2020 [S/OL].北京：中国营养学会，2020. https://www.cnsoc.org/notice/902001201.html.

第二节　耳鼻咽喉头颈外科围术期营养管理流程图

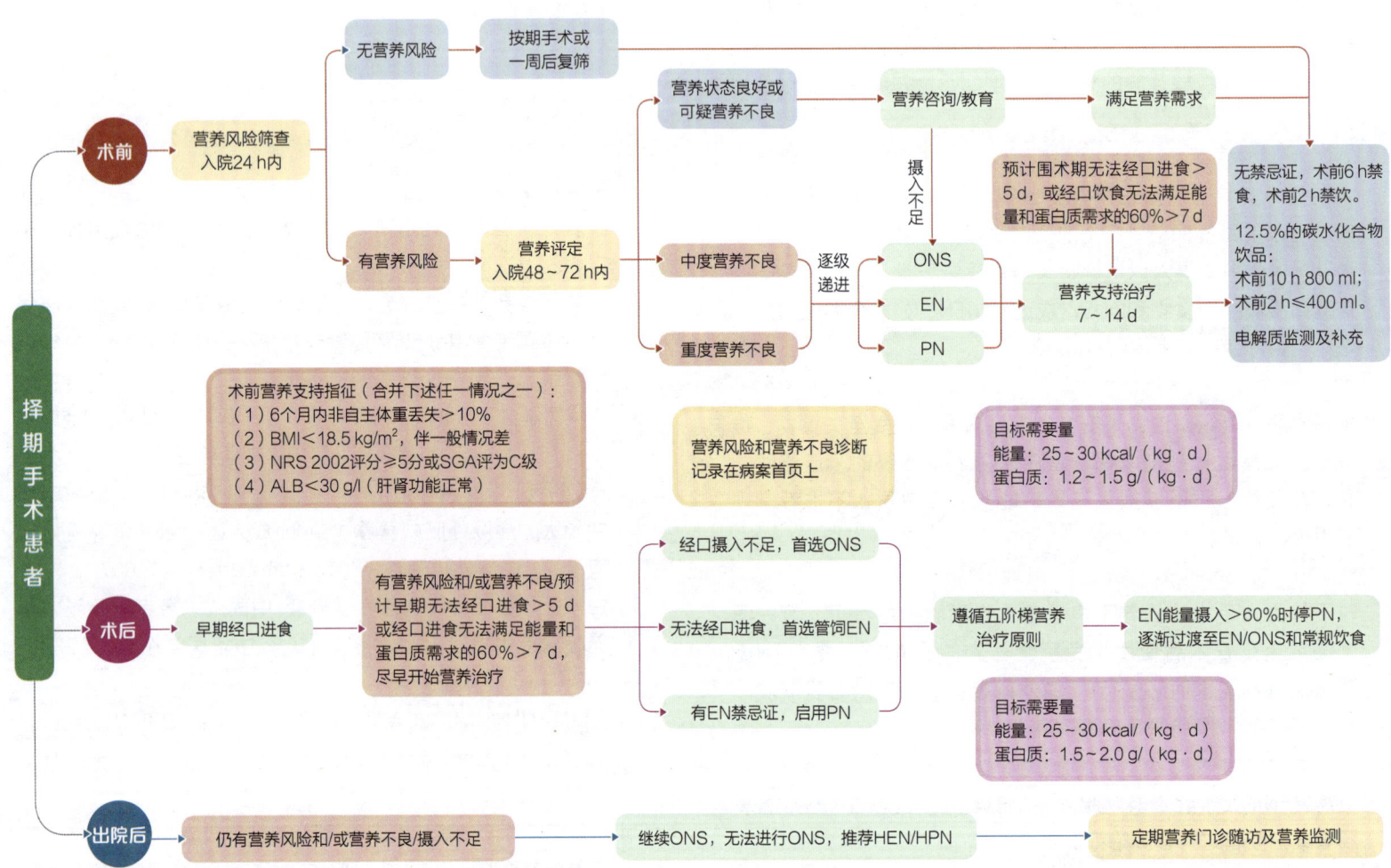

择期手术患者

术前
营养风险筛查
入院24 h内

无营养风险
按期手术或一周后复筛

有营养风险
营养评定
入院48~72 h内

营养状态良好或可疑营养不良
营养咨询/教育
满足营养需求

中度营养不良
重度营养不良
逐级递进

摄入不足

ONS
EN
PN

预计围术期无法经口进食>5 d，或经口饮食无法满足能量和蛋白质需求的60%>7 d

营养支持治疗
7~14 d

无禁忌证，术前6 h禁食，术前2 h禁饮。
12.5%的碳水化合物饮品：
术前10 h 800 ml；
术前2 h≤400 ml。
电解质监测及补充

术前营养支持指征（合并下述任一情况之一）：
（1）6个月内非自主体重丢失>10%
（2）BMI<18.5 kg/m²，伴一般情况差
（3）NRS 2002评分≥5分或SGA评为C级
（4）ALB<30 g/l（肝肾功能正常）

营养风险和营养不良诊断记录在病案首页上

目标需要量
能量：25~30 kcal/（kg·d）
蛋白质：1.2~1.5 g/（kg·d）

术后
早期经口进食

有营养风险和/或营养不良/预计早期无法经口进食>5 d或经口进食无法满足能量和蛋白质需求的60%>7 d，尽早开始营养治疗

经口摄入不足，首选ONS

无法经口进食，首选管饲EN

有EN禁忌证，启用PN

遵循五阶梯营养治疗原则

EN能量摄入>60%时停PN，逐渐过渡至EN/ONS和常规饮食

目标需要量
能量：25~30 kcal/（kg·d）
蛋白质：1.5~2.0 g/（kg·d）

出院后
仍有营养风险和/或营养不良/摄入不足

继续ONS，无法进行ONS，推荐HEN/HPN

定期营养门诊随访及营养监测

补充说明

甲状腺癌的患者全身麻醉术后清醒且生命体征平稳，早期可少量饮水。术后6 h患者不存在呛咳及恶心呕吐等症状时，可进食温凉流质食物，温度以2~35℃为宜，后逐渐过渡到半流质、软食及普食。

甲状腺癌的患者口腔入路手术术后宜采用吸管进食。术后存在低钙血症的患者应进食高钙低磷的食物。

甲状腺癌的患者术后存在乳糜瘘且引流量＜200 ml/d，建议低脂饮食或无脂饮食，口服中链甘油三酯；引流量＞200 ml/d的患者，需要禁食，并遵医嘱给予静脉营养治疗；引流量＞500 ml/d可考虑手术治疗。

参考文献

［1］杨钦泰，孔维封，吴喜福.加速康复外科理念及其在耳鼻咽喉头颈外科中的应用［J］.国际耳鼻咽喉头颈外科杂志，2018，42（4）：237-241.

［2］中华医学会肠外肠内营养学分会，中国医药教育协会加速康复外科专业委员会.加速康复外科围术期营养支持中国专家共识（2019版）［J］.中华消化外科杂志，2019，18（10）：897-902.

［3］中华医学会肠外肠内营养学分会.成人围手术期营养支持指南［J］.中华外科杂志，2016，54（9）：641-657.

［4］中华医学会肠外肠内营养学分会.中国成人患者肠外肠内营养临床应用指南（2023版）［J］.中华医学杂志，2023，103（13）：946-974.

［5］中华医学会外科学分会，中华医学会麻醉学分会.中国加速康复外科临床实践指南（2021版）［J］.中国实用外科杂志，2021，41（9）：961-992.

［6］中国抗癌协会甲状腺癌专业委员会护理学组.甲状腺癌加速康复外科围术期护理专家共识［J］.护理研究，2022，36（1）：1-7.

［7］丁琛，洪瑛，王贝宇，等.颈椎前路手术加速康复外科实施流程专家共识［J］.中华骨与关节外科杂志，2019，12（7）：486-497.

［8］周非非，韩彬，刘楠，等.颈椎后路手术加速康复外科实施流程专家共识［J］.中华骨与关节外科杂志，2019，12（7）：498-508.

第三节　神经外科围术期营养管理流程图

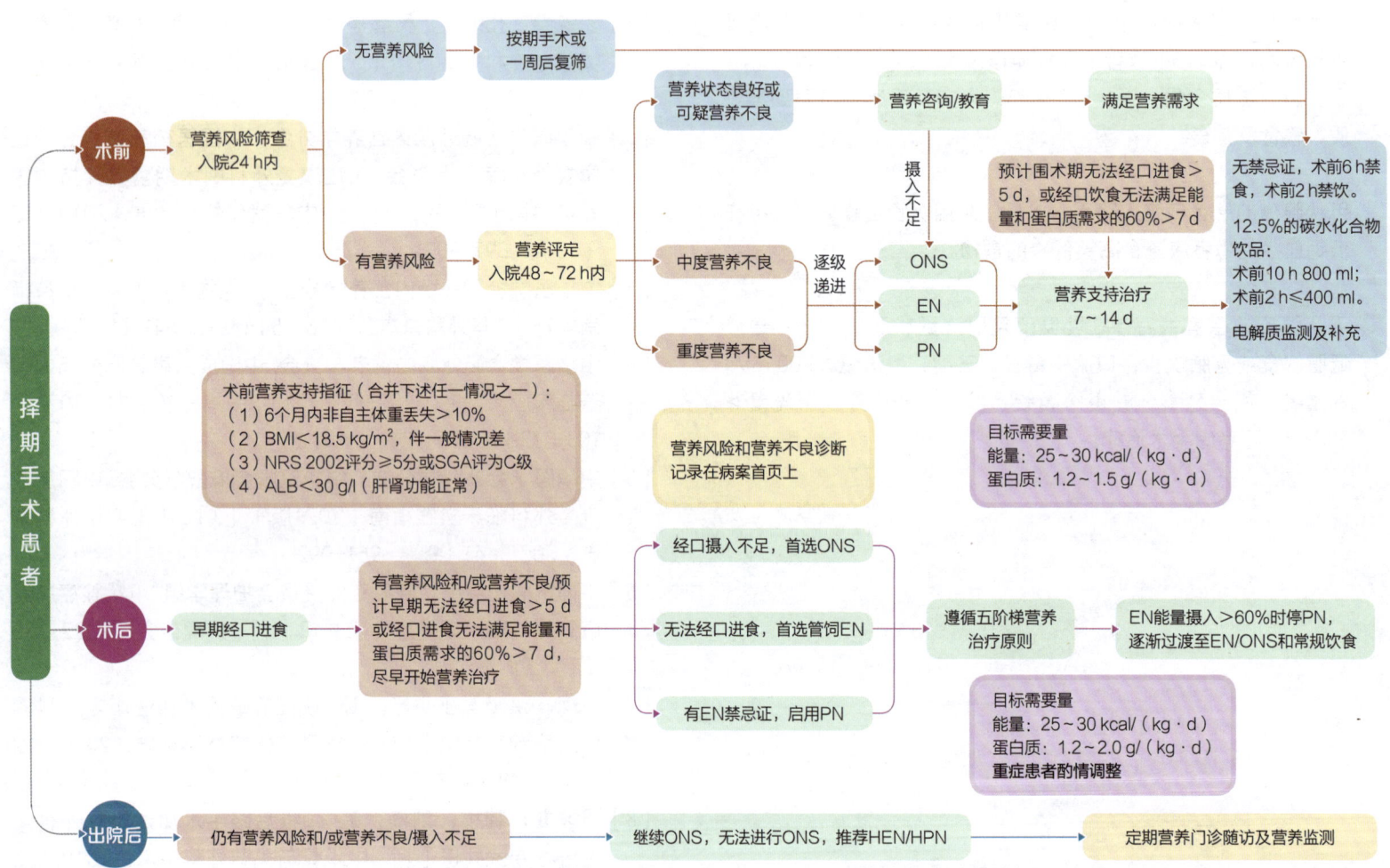

择期手术患者

术前 → 营养风险筛查 入院24 h内

- 无营养风险 → 按期手术或一周后复筛
- 有营养风险 → 营养评定 入院48~72 h内
  - 营养状态良好或可疑营养不良 → 营养咨询/教育 → 满足营养需求
    - 摄入不足
  - 中度营养不良
  - 重度营养不良
    - 逐级递进 → ONS / EN / PN → 营养支持治疗 7~14 d
    - 预计围术期无法经口进食>5 d，或经口饮食无法满足能量和蛋白质需求的60%>7 d

无禁忌证，术前6 h禁食，术前2 h禁饮。

12.5%的碳水化合物饮品：
术前10 h 800 ml；
术前2 h≤400 ml。

电解质监测及补充

术前营养支持指征（合并下述任一情况之一）：
（1）6个月内非自主体重丢失>10%
（2）BMI<18.5 kg/m²，伴一般情况差
（3）NRS 2002评分≥5分或SGA评为C级
（4）ALB<30 g/l（肝肾功能正常）

营养风险和营养不良诊断记录在病案首页上

目标需要量
能量：25~30 kcal/（kg·d）
蛋白质：1.2~1.5 g/（kg·d）

术后 → 早期经口进食 → 有营养风险和/或营养不良/预计早期无法经口进食>5 d 或经口进食无法满足能量和蛋白质需求的60%>7 d，尽早开始营养治疗

- 经口摄入不足，首选ONS
- 无法经口进食，首选管饲EN
- 有EN禁忌证，启用PN

→ 遵循五阶梯营养治疗原则 → EN能量摄入>60%时停PN，逐渐过渡至EN/ONS和常规饮食

目标需要量
能量：25~30 kcal/（kg·d）
蛋白质：1.2~2.0 g/（kg·d）
重症患者酌情调整

出院后 → 仍有营养风险和/或营养不良/摄入不足 → 继续ONS，无法进行ONS，推荐HEN/HPN → 定期营养门诊随访及营养监测

补充说明

术后应在数小时内开始恢复进食，首先进饮清水和液体，建议术后6 h无特殊情况可考虑进食清流质。一旦患者恢复肠道通气可由流质饮食转为半流质饮食，摄入量可根据胃肠道的耐受情况逐渐增加。

不建议单纯因为腹泻而暂停肠内营养使用，可采用低速喂养的方式，并针对病因进行止泻治疗。

对严重营养不良的患者需注意预防再喂养综合征。如果出现血磷<0.8 mmol/l时即应引起关注；<0.5 mmol/l时即应立即治疗，并减少能量的供给。

参考文献

［1］中国医师协会脑胶质瘤专业委员会. 中国神经外科术后加速康复外科（ERAS）专家共识［J］. 中华神经外科杂志，2020，36（10）：973-983.

［2］中华医学会神经外科分会，中国神经外科重症管理协作组. 中国神经外科重症患者营养治疗专家共识（2022版）［J］. 中华医学杂志，2022，102（29）：2236-2255.

［3］中华医学会肠外肠内营养学分会，中国医药教育协会加速康复外科专业委员会. 加速康复外科围术期营养支持中国专家共识（2019版）［J］. 中华消化外科杂志，2019，18（10）：897-902.

［4］中华医学会肠外肠内营养学分会. 成人围手术期营养支持指南［J］. 中华外科杂志，2016，54（9）：641-657.

［5］中华医学会肠外肠内营养学分会. 中国成人患者肠外肠内营养临床应用指南（2023版）［J］. 中华医学杂志，2023，103（13）：946-974.

［6］中华医学会外科学分会，中华医学会麻醉学分会. 中国加速康复外科临床实践指南（2021版）［J］. 中国实用外科杂志，2021，41（9）：961-992.

第四节 胸外科围术期营养管理流程图

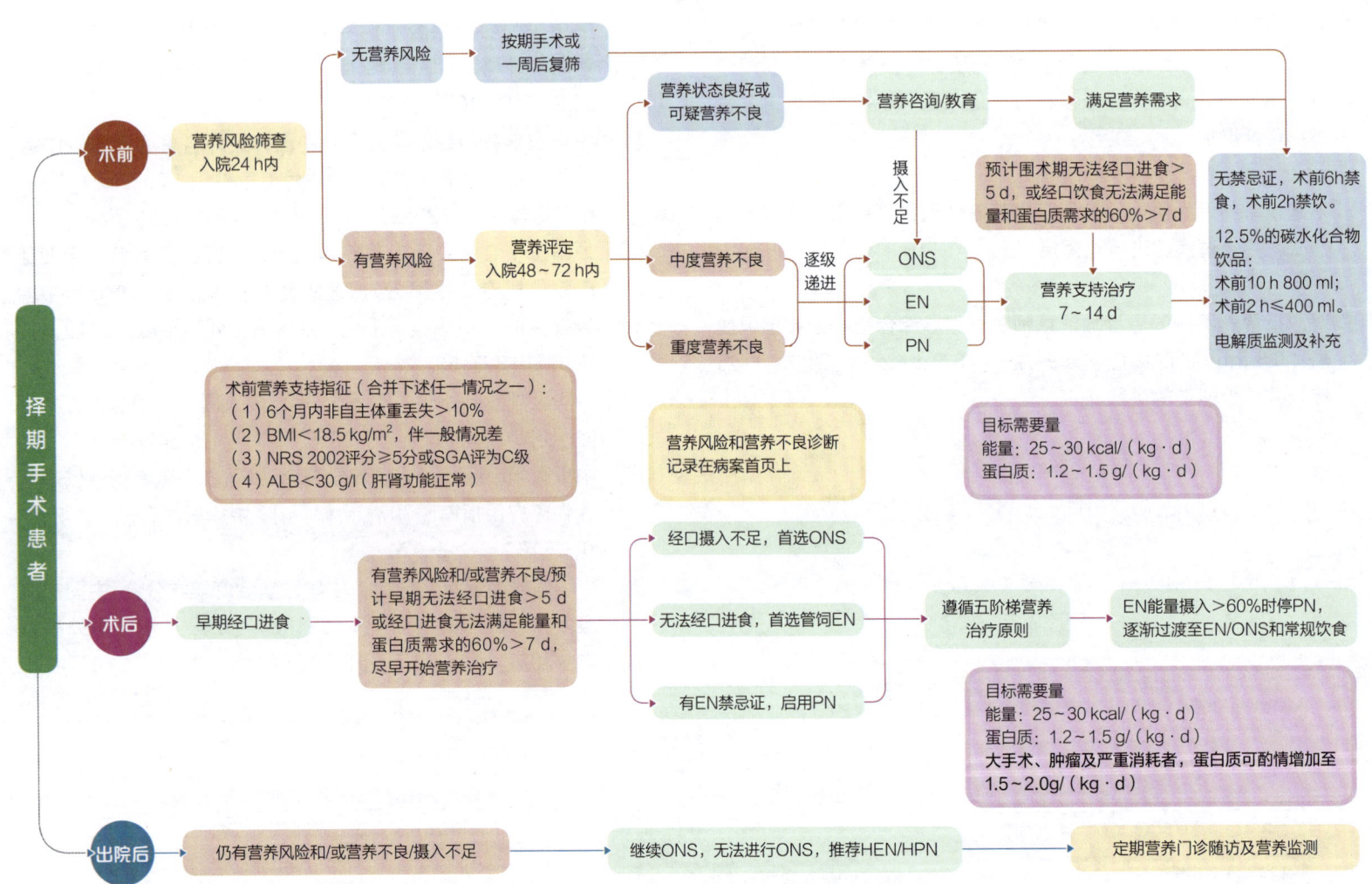

术前

营养风险筛查
入院24 h内

无营养风险 → 按期手术或一周后复筛

有营养风险 → 营养评定入院48～72 h内

营养状态良好或可疑营养不良 → 营养咨询/教育 → 满足营养需求

中度营养不良

重度营养不良

摄入不足

逐级递进

ONS
EN
PN

预计围术期无法经口进食>5 d，或经口饮食无法满足能量和蛋白质需求的60%>7 d

营养支持治疗 7～14 d

无禁忌证，术前6h禁食，术前2h禁饮。

12.5%的碳水化合物饮品：
术前10 h 800 ml；
术前2 h≤400 ml。

电解质监测及补充

术前营养支持指征（合并下述任一情况之一）：
（1）6个月内非自主体重丢失>10%
（2）BMI<18.5 kg/m²，伴一般情况差
（3）NRS 2002评分≥5分或SGA评为C级
（4）ALB<30 g/l（肝肾功能正常）

营养风险和营养不良诊断记录在病案首页上

目标需要量
能量：25～30 kcal/（kg·d）
蛋白质：1.2～1.5 g/（kg·d）

术后

早期经口进食

有营养风险和/或营养不良/预计早期无法经口进食>5 d或经口进食无法满足能量和蛋白质需求的60%>7 d，尽早开始营养治疗

经口摄入不足，首选ONS

无法经口进食，首选管饲EN

有EN禁忌证，启用PN

遵循五阶梯营养治疗原则

EN能量摄入>60%时停PN，逐渐过渡至EN/ONS和常规饮食

目标需要量
能量：25～30 kcal/（kg·d）
蛋白质：1.2～1.5 g/（kg·d）
大手术、肿瘤及严重消耗者，蛋白质可酌情增加至1.5～2.0g/（kg·d）

出院后

仍有营养风险和/或营养不良/摄入不足 → 继续ONS，无法进行ONS，推荐HEN/HPN → 定期营养门诊随访及营养监测

择期手术患者

补充说明

- 关注老年及衰弱患者的评估和肌肉适能评估。

- 术前评估患者是否存在贫血，若存在贫血，建议通过口服或静脉补充铁剂2~4周来纠正贫血。巨幼红细胞性贫血建议口服维生素B_{12}或叶酸。

- 对于无潜在并发症的肺部、纵隔手术患者，麻醉清醒6 h后恢复少量清流质饮食（＜1 000 ml），24 h后恢复常规普食，根据患者慢性疾病史等情况，给予个体化的治疗膳食。

- 对无慢性肾病的患者，可在预康复运动训练后适量补充优质蛋白质，蛋白质参考摄入量1.2~1.5 g/（kg·d），可用优质蛋白，如乳清蛋白，补足饮食摄入不足部分，推荐在运动后1 h内摄入。

- 推荐肺移植患者术后选择低糖、低脂、限钠、高蛋白质、高膳食纤维及高维生素饮食；肺移植术后患者长期服用免疫抑制药物，易导致骨质疏松，术后应及时补充维生素D和钙，定期监测。

参考文献

［1］刘子嘉，张路，刘洪生，等.基于加速术后康复的胸外科手术预康复管理专家共识（2022）［J］.协和医学杂志，2022，13（3）：387-401.

［2］中华医学会外科学分会，中华医学会麻醉学分会.中国加速康复外科临床实践指南（2021版）［J］.中国实用外科杂志，2021，41（9）：961-992.

［3］中华医学会肠外肠内营养学分会，中国医药教育协会加速康复外科专业委员会.加速康复外科围术期营养支持中国专家共识（2019版）［J］.中华消化外科杂志，2019，18（10）：897-902.

［4］中华医学会肠外肠内营养学分会.成人围手术期营养支持指南［J］.中华外科杂志，2016，54（9）：641-657.

［5］中华医学会肠外肠内营养学分会.中国成人患者肠外肠内营养临床应用指南（2023版）［J］.中华医学杂志，2023，103（13）：946-974.

［6］韩丁培，严越，曹羽钦，等.加速康复外科理念在胸外科临床实践指导的瑞金医院专家共识［J］.山东大学学报（医学版），2022，60（11）：11-16.

［7］中国抗癌协会肿瘤营养专业委员会，中华医学会肠外肠内营养学分会.肺癌患者的营养治疗专家共识［J］.肿瘤代谢与营养电子杂志，2023，10（3）：336-341.

［8］曾妃，兰美娟，梁江淑渊，等.肺移植患者术后肺康复护理专家共识［J］.中华护理杂志，2024，59（1）：10-15.

［9］李薇.乳腺癌患者的营养治疗专家共识［J］.肿瘤代谢与营养电子杂志，2021，8（4）：374-379.

第五节　食管癌围术期营养管理流程图

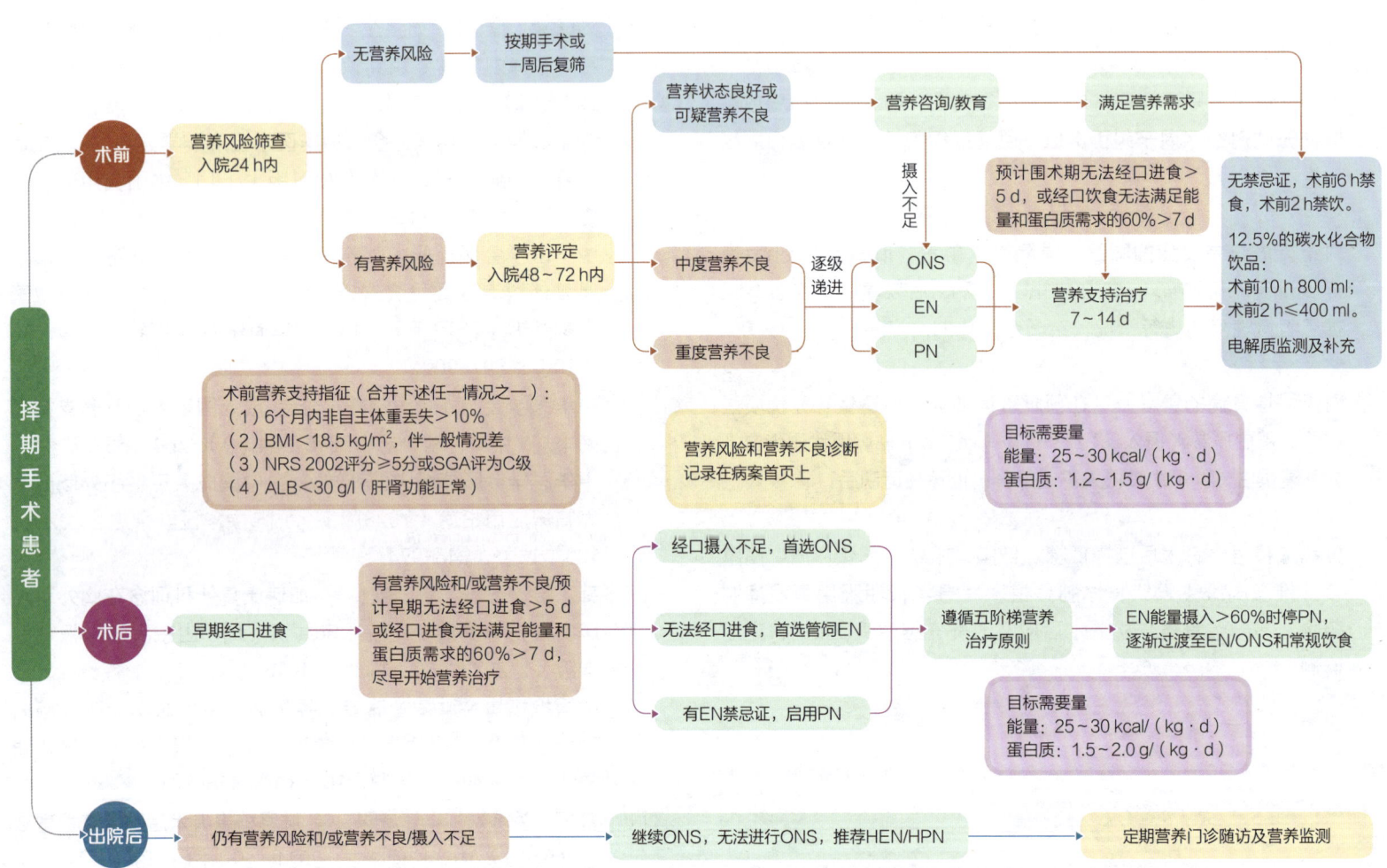

择期手术患者

术前　营养风险筛查入院24 h内

无营养风险 → 按期手术或一周后复筛

营养状态良好或可疑营养不良 → 营养咨询/教育 → 满足营养需求

有营养风险 → 营养评定入院48~72 h内

中度营养不良
重度营养不良

逐级递进 → ONS / EN / PN

摄入不足

预计围术期无法经口进食>5 d，或经口饮食无法满足能量和蛋白质需求的60%>7 d → 营养支持治疗7~14 d

无禁忌证，术前6 h禁食，术前2 h禁饮。
12.5%的碳水化合物饮品：
术前10 h 800 ml；
术前2 h≤400 ml。
电解质监测及补充

术前营养支持指征（合并下述任一情况之一）：
（1）6个月内非自主体重丢失>10%
（2）BMI<18.5 kg/m²，伴一般情况差
（3）NRS 2002评分≥5分或SGA评为C级
（4）ALB<30 g/l（肝肾功能正常）

营养风险和营养不良诊断记录在病案首页上

目标需要量
能量：25~30 kcal/（kg·d）
蛋白质：1.2~1.5 g/（kg·d）

术后　早期经口进食

有营养风险和/或营养不良/预计早期无法经口进食>5 d或经口进食无法满足能量和蛋白质需求的60%>7 d，尽早开始营养治疗

经口摄入不足，首选ONS

无法经口进食，首选管饲EN

有EN禁忌证，启用PN

遵循五阶梯营养治疗原则 → EN能量摄入>60%时停PN，逐渐过渡至EN/ONS和常规饮食

目标需要量
能量：25~30 kcal/（kg·d）
蛋白质：1.5~2.0 g/（kg·d）

出院后　仍有营养风险和/或营养不良/摄入不足 → 继续ONS，无法进行ONS，推荐HEN/HPN → 定期营养门诊随访及营养监测

补充说明

- 重视术前贫血筛查及处理。

- ONS是食管癌患者肠内营养首选方式。对存在中-重度吞咽困难、严重放化疗食管黏膜炎等高危因素影响经口进食的患者推荐管饲营养，并根据具体情况选择EN的通路。

- 对于术前没有梗阻和吞咽困难的食管癌患者可适当给予碳水化合物饮料，但对于伴有明显吞咽困难症状或糖尿病的患者应进行个体化的评估并慎重实施。

- 免疫营养可以改善食管癌患者营养相关终点，但不确定是否对临床结局有积极作用。

- 拔管后给予流质、半流或ONS，逐步过渡到普食；推荐减少碳水化合物，适当提高脂肪在总能量中的供能比例。

参考文献

［1］中国医师协会胸外科分会快速康复专家委员会.食管癌加速康复外科技术应用专家共识（2016版）［J］.中华胸心血管外科杂志，2016，32（12）：717-722.

［2］李涛，李宝生，吕家华，等.食管癌患者营养治疗指南［J］.肿瘤代谢与营养电子杂志，2020，7（1）：32-42.

［3］中华医学会麻醉学分会麻醉与肿瘤学组，中国抗癌协会肿瘤麻醉与镇痛专业委员会.食管癌手术加速康复策略麻醉专家共识［J］.中华医学杂志，2024，104（3）：171-179.

［4］中华医学会肠外肠内营养学分会，中国医药教育协会加速康复外科专业委员会.加速康复外科围术期营养支持中国专家共识（2019版）［J］.中华消化外科杂志，2019，18（10）：897-902.

［5］中华医学会肠外肠内营养学分会.成人围手术期营养支持指南［J］.中华外科杂志，2016，54（9）：641-657.

［6］中华医学会肠外肠内营养学分会.中国成人患者肠外肠内营养临床应用指南（2023版）［J］.中华医学杂志，2023，103（13）：946-974.

［7］中华医学会外科学分会，中华医学会麻醉学分会.中国加速康复外科临床实践指南（2021版）［J］.中国实用外科杂志，2021，41（9）：961-992.

第六节　心脏外科围术期营养管理流程图

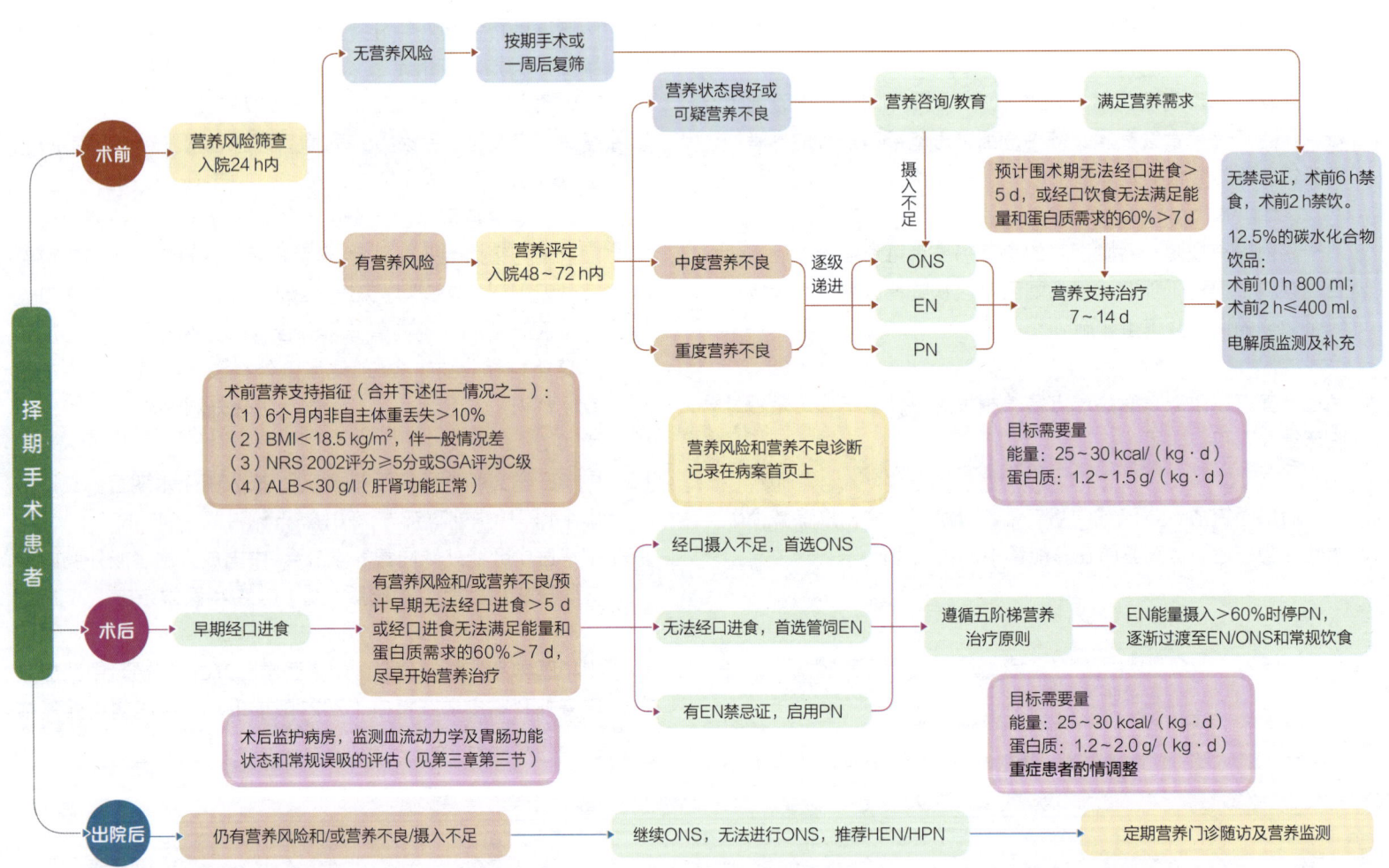

术前

营养风险筛查
入院24 h内

无营养风险 → 按期手术或一周后复筛

有营养风险 → 营养评定入院48~72 h内

营养状态良好或可疑营养不良 → 营养咨询/教育 → 满足营养需求

中度营养不良

重度营养不良

逐级递进 → ONS / EN / PN

摄入不足

预计围术期无法经口进食>5 d，或经口饮食无法满足能量和蛋白质需求的60%>7 d → 营养支持治疗7~14 d

无禁忌证，术前6 h禁食，术前2 h禁饮。
12.5%的碳水化合物饮品：
术前10 h 800 ml；
术前2 h≤400 ml。
电解质监测及补充

择期手术患者

术前营养支持指征（合并下述任一情况之一）：
（1）6个月内非自主体重丢失>10%
（2）BMI<18.5 kg/m²，伴一般情况差
（3）NRS 2002评分≥5分或SGA评为C级
（4）ALB<30 g/l（肝肾功能正常）

营养风险和营养不良诊断记录在病案首页上

目标需要量
能量：25~30 kcal/（kg·d）
蛋白质：1.2~1.5 g/（kg·d）

术后

早期经口进食

有营养风险和/或营养不良/预计早期无法经口进食>5 d或经口进食无法满足能量和蛋白质需求的60%>7 d，尽早开始营养治疗

经口摄入不足，首选ONS

无法经口进食，首选管饲EN

有EN禁忌证，启用PN

遵循五阶梯营养治疗原则 → EN能量摄入>60%时停PN，逐渐过渡至EN/ONS和常规饮食

术后监护病房，监测血流动力学及胃肠功能状态和常规误吸的评估（见第三章第三节）

目标需要量
能量：25~30 kcal/（kg·d）
蛋白质：1.2~2.0 g/（kg·d）
重症患者酌情调整

出院后

仍有营养风险和/或营养不良/摄入不足 → 继续ONS，无法进行ONS，推荐HEN/HPN → 定期营养门诊随访及营养监测

补充说明

- 入院第1周应努力于48~72 h内实现80%的目标能量及蛋白质摄入量［1.2~1.5 g/（kg·d）］才能保证EN临床效益，若患者可耐受，则建议密切观察在24~48 h内达到的目标能量，同时应警惕喂养相关不良反应的发生。术前营养支持治疗中选用免疫调节型配方（富含精氨酸、ω-3多不饱和脂肪酸）EN制剂，对围术期减少感染和减轻炎症反应有益。

- 建议对所有计划行心脏手术的患者进行贫血或其他血液异常筛查。无论性别，建议达到130 g/l 的最佳术前血红蛋白水平。建议术前纠正铁、维生素B_{12}或叶酸缺乏。

- 建议在气管导管拔管后24 h内开始全营养口服；监测ICU内心脏手术患者每日食物摄入量。

- 建议将所有48 h以上的ICU患者视为营养不良高危患者。

- 术后不论胃肠道功能状态如何，建议EN期间常规抬高床头30°~45°，最低不小于15°；不论是否可闻及肠鸣音，除非有可疑肠缺血或肠梗阻存在，均推荐使用早期EN（24 h内）；术后存在腹腔内高压（IAH）但没有达到腹腔间室综合征诊断标准的患者，推荐使用早期EN；当使用EN过程中腹腔内压（IAP）进一步增高时（≥15 mmHg），考虑暂时减少或暂停EN；术后应用常规剂量的神经肌肉阻滞剂、镇痛镇静药物不影响喂养耐受性和目标能量达标时间，而应用剂量较大时建议减慢EN 增加速率。

- 心脏外科术后重症患者应每日评估营养摄入，特别是术后3 d时，仔细评估营养风险和营养状态，努力采取相应措施保证能量摄入量达到目标量的80%，蛋白质摄入量≥1.2 g/（kg·d）。

- 术后严重的炎症反应，除ω-3多不饱和脂肪酸制剂外，硒、辅酶Q_{10}、镁、硫辛酸等制剂也可安全作为心血管外科患者围术期的抗氧化剂使用，并建议在患者入ICU后24 h内添加；需要使用机械通气的重症患者，还应联合使用安全剂量的维生素C、维生素E和微量元素（锌、铜），以起到抗氧化作用；对于机械通气脱机困难的重症患者，建议监测血磷浓度。

- 对于心脏移植手术的患者，推荐术后2 d开始早期EN（口服/鼻饲）；当存在未控制的休克或需要使用肌力支持药物的低心输出量情况、存在急性肠系膜缺血的风险时，建议延迟EN。

参考文献

[1] 中国医疗保健国际交流促进会心脏重症专业委员会, 中国心脏重症营养支持专家委员会. 中国成人心脏外科围手术期营养支持治疗专家共识 (2019) [J]. 中华危重病急救医学, 2019, 31 (7): 801-810.

[2] 中华医学会肠外肠内营养学分会, 中国医药教育协会加速康复外科专业委员会. 加速康复外科围术期营养支持中国专家共识 (2019版) [J]. 中华消化外科杂志, 2019, 18 (10): 897-902.

[3] 中华医学会肠外肠内营养学分会. 成人围手术期营养支持指南 [J]. 中华外科杂志, 2016, 54 (9): 641-657.

[4] 中华医学会肠外肠内营养学分会. 中国成人患者肠外肠内营养临床应用指南 (2023版) [J]. 中华医学杂志, 2023, 103 (13): 946-974.

[5] 中华医学会外科学分会, 中华医学会麻醉学分会. 中国加速康复外科临床实践指南 (2021版) [J]. 中国实用外科杂志, 2021, 41 (9): 961-992.

[6] MERTES P M, KINDO M, AMOUR J, et al. Guidelines on enhanced recovery after cardiac surgery under cardiopulmonary bypass or off-pump [J]. Anaesth Crit Care Pain Med, 2022, 41 (3): 101059.

[7] PAJARES M A, MARGARIT J A, GARCÍA-CAMACHO C, et al. Guidelines for enhanced recovery after cardiac surgery. Consensus document of Spanish Societies of Anesthesia (SEDAR), Cardiovascular Surgery (SECCE) and Perfusionists (AEP) [J]. Rev Esp AnestesiolReanim (Engl Ed), 2021, 68 (4): 183-231.

[8] NESSELER N, MANSOUR A, CHOLLEY B, et al. Perioperative Management of Heart Transplantation: A Clinical Review [J]. Anesthesiology, 2023, 139 (4): 493-510.

[9] PITON G, LE GOUGE A, BOISRAMÉ-HELMS J, et al. Factors associated with acute mesenteric ischemia among critically ill ventilated patients with shock: a post hoc analysis of the NUTRIREA2 trial [J]. Intensive Care Med, 2022, 48 (4): 458-466.

第七节　肝脏外科围术期营养管理流程图

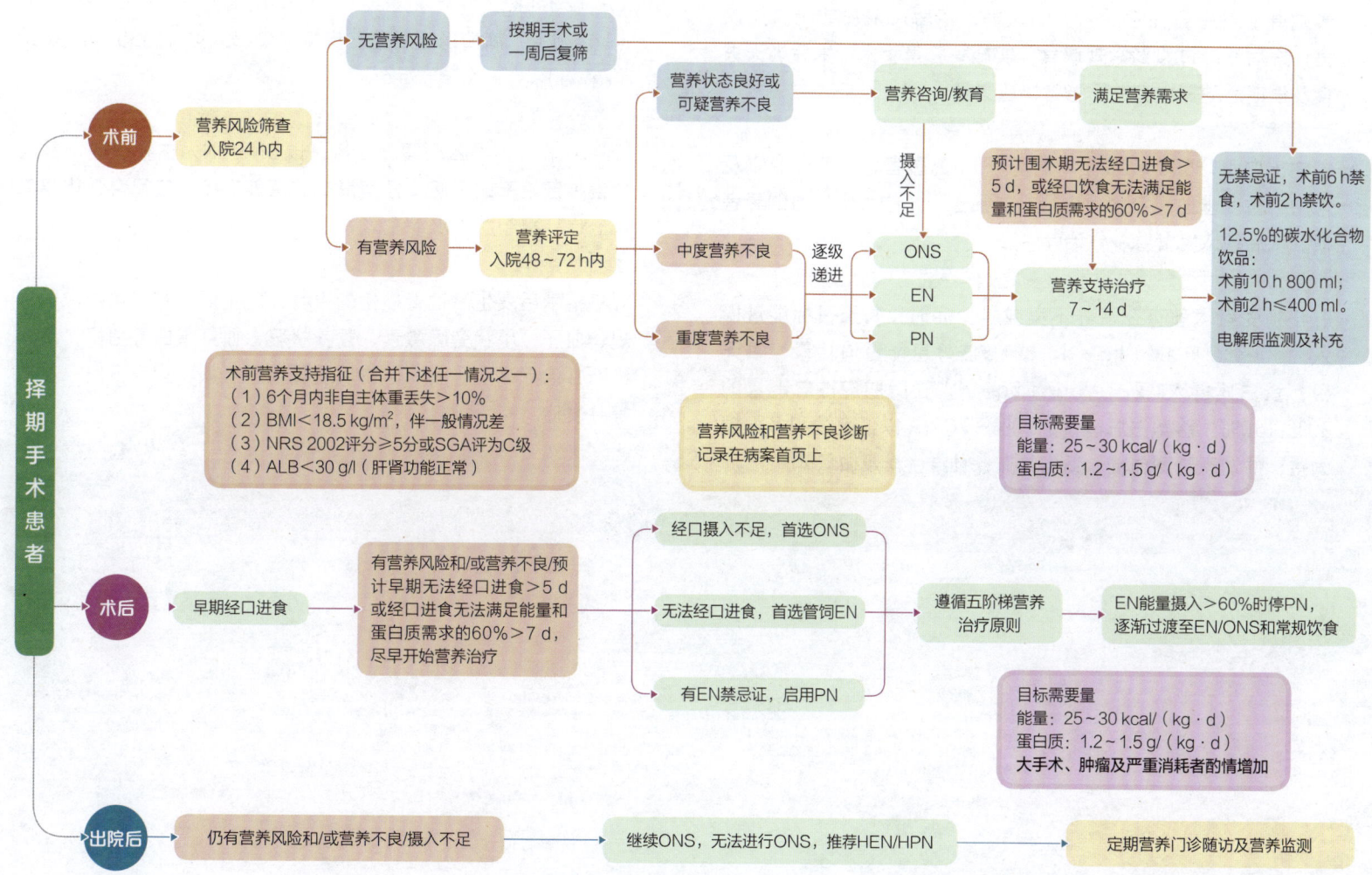

择期手术患者

术前　营养风险筛查入院24 h内

无营养风险 → 按期手术或一周后复筛

有营养风险 → 营养评定入院48～72 h内

营养状态良好或可疑营养不良 → 营养咨询/教育 → 满足营养需求

中度营养不良

重度营养不良

摄入不足 / 逐级递进 → ONS · EN · PN

预计围术期无法经口进食＞5 d，或经口饮食无法满足能量和蛋白质需求的60%＞7 d → 营养支持治疗7～14 d

无禁忌证，术前6 h禁食，术前2 h禁饮。12.5%的碳水化合物饮品：术前10 h 800 ml；术前2 h≤400 ml。电解质监测及补充

术前营养支持指征（合并下述任一情况之一）：
（1）6个月内非自主体重丢失＞10%
（2）BMI＜18.5 kg/m²，伴一般情况差
（3）NRS 2002评分≥5分或SGA评为C级
（4）ALB＜30 g/l（肝肾功能正常）

营养风险和营养不良诊断记录在病案首页上

目标需要量
能量：25～30 kcal/（kg·d）
蛋白质：1.2～1.5 g/（kg·d）

术后　早期经口进食

有营养风险和/或营养不良/预计早期无法经口进食＞5 d或经口进食无法满足能量和蛋白质需求的60%＞7 d，尽早开始营养治疗

经口摄入不足，首选ONS

无法经口进食，首选管饲EN

有EN禁忌证，启用PN

遵循五阶梯营养治疗原则 → EN能量摄入＞60%时停PN，逐渐过渡至EN/ONS和常规饮食

目标需要量
能量：25～30 kcal/（kg·d）
蛋白质：1.2～1.5 g/（kg·d）
大手术、肿瘤及严重消耗者酌情增加

出院后　仍有营养风险和/或营养不良/摄入不足 → 继续ONS，无法进行ONS，推荐HEN/HPN → 定期营养门诊随访及营养监测

▼ 补充说明

📑 鼓励肝切除患者在术后4～6 h饮水，术后1d流质或半流质饮食，之后逐渐过渡到常规饮食；实施腹腔镜手术，术后当天进食及早期活动等均有助于患者快速康复。

📑 术中出血量＞500 ml或手术时间＞3 h的患者、术前贫血以及术中中重度出血患者术后进行贫血筛查；术中大量失血的患者根据术后铁浓度静脉补铁治疗。

📑 肝移植受者术前存在营养不良或肌少症时，每天目标能量摄入为30～35 kcal/（kg·d）或1.3倍静息能量消耗量，每天目标蛋白质摄入1.2～1.5 g/（kg·d）；脂肪应占总能量的30%～50%；糖类占总能量的50%～70%，以低聚糖和多聚糖为主，并注意监测血糖，适当补充各种维生素及微量元素。

📑 肝性脑病调整蛋白质摄入及营养支持。通常蛋白质摄入量为1.2～1.5 g/（kg·d），Ⅲ度以上肝性脑病患者蛋白质摄入量为0.5～1.2 g/（kg·d）；危重期营养支持能量摄入推荐为25～35 kcal/（kg·d），病情稳定后营养支持能量摄入推荐为35～40 kcal/（kg·d）。

📑 肝移植术后尽早启动营养支持，以ONS/EN为主要途径，并注意各种营养素的平衡；任何形式的营养支持，应配合强化胰岛素治疗，控制血糖水平在6.1～8.3 mmol/l范围。

📑 肝移植术后发生慢性肾损伤的患者，应定期监测肾功能、尿常规、血压、甲状旁腺激素、营养状况、血红蛋白等指标，及早诊断并治疗高血压病、矿物质及骨代谢疾病、营养不良、贫血等并发症。

参考文献

[1] 中华医学会器官移植学分会围手术期管理学组. 肝移植围术期营养支持专家共识（2021版）[J]. 中华器官移植杂志, 2021, 42（7）: 385-391.

[2] WEIMANN A, BRAGA M, CARLI F, et al. ESPEN practical guideline: Clinical nutrition in surgery [J]. Clin Nutr, 2021, 40（7）: 4745-4761.

[3] JOLIAT G R, KOBAYASHI K, HASEGAWA K, et al. Guidelines for Perioperative Care for Liver Surgery: Enhanced Recovery After Surgery（ERAS）Society Recommendations 2022 [J]. World J Surg, 2023, 47（1）: 11-34.

[4] CANILLAS L, PELEGRINA A, ÁLVAREZ J, et al. Clinical Guideline on Perioperative Management of Patients with Advanced Chronic Liver Disease [J]. Life（Basel）, 2023, 13（1）: 132.

[5] EUROPEAN ASSOCIATION FOR THE STUDY OF THE LIVER. EASL Clinical Practice Guidelines on the Management of Hepatic Encephalopathy [J]. J Hepatol, 2022, 77（3）: 807-824.

[6] BAJAJ J S, LAURIDSEN M, TAPPER E B, et al. Important Unresolved Questions in the Management of Hepatic Encephalopathy: An ISHEN Consensus [J]. Am J Gastroenterol, 2020, 115（7）: 989-1002.

[7] 中华医学会外科学分会外科手术学学组, 中国医疗保健国际交流促进会, 加速康复外科学分会肝脏外科学组. 肝切除术后加速康复中国专家共识（2017版）[J]. 中华肝脏外科手术学电子杂志, 2017, 6（4）: 254-260.

[8] 海峡两岸医药卫生交流协会肿瘤防治专家委员会. 肝癌肝切除围手术期管理中国专家共识（2021年版）[J]. 中华肿瘤杂志, 2021, 43（4）: 414-430.

[9] 中华医学会肠外肠内营养学分会, 中国医药教育协会加速康复外科专业委员会. 加速康复外科围术期营养支持中国专家共识（2019版）[J]. 中华消化外科杂志, 2019, 18（10）: 897-902.

[10] 中华医学会肠外肠内营养学分会. 成人围手术期营养支持指南 [J]. 中华外科杂志, 2016, 54（9）: 641-657.

[11] 中华医学会肠外肠内营养学分会. 中国成人患者肠外肠内营养临床应用指南（2023版）[J]. 中华医学杂志, 2023, 103（13）: 946-974.

[12] 中华医学会外科学分会, 中华医学会麻醉学分会. 中国加速康复外科临床实践指南（2021版）[J]. 中国实用外科杂志, 2021, 41（9）: 961-992.

[13] 中国医师协会介入医师分会介入围手术专委会. 门脉高压患者门体支架植入围手术期营养管理专家共识（2020）[J]. 介入放射学杂志, 2021, 30（3）: 217-224.

[14] 中华医学会器官移植学分会围手术期管理学组. 肝衰竭肝移植围手术期管理中国专家共识（2021版）[J]. 中华消化外科杂志, 2021, 20（8）: 835-840.

[15] 国家卫生计生委医管中心加速康复外科专家委员会. 中国肝移植围手术期加速康复管理专家共识（2018版）[J]. 中华普通外科杂志, 2018, 33（3）: 268-272.

第八节　胆管癌围术期营养管理流程图

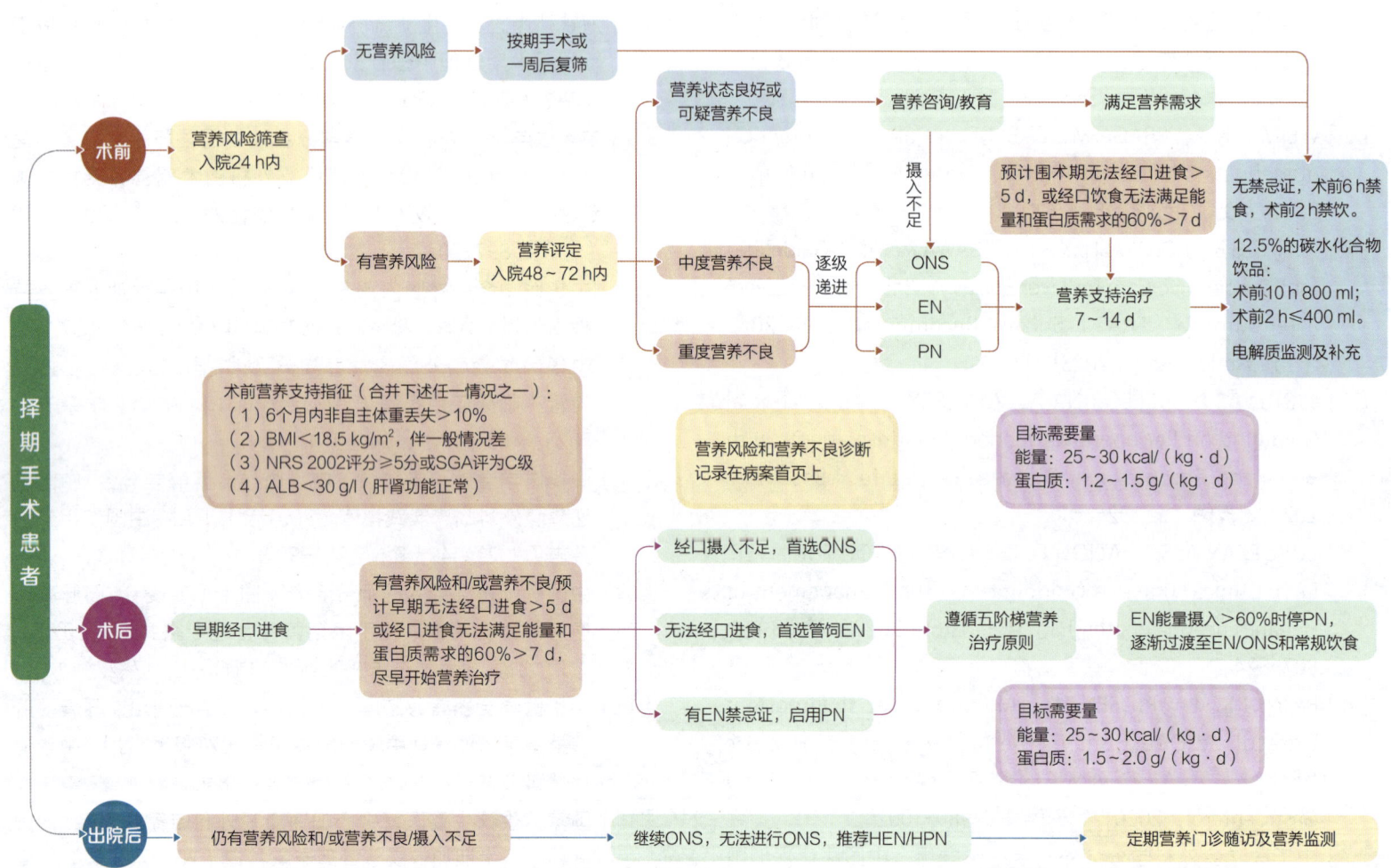

择期手术患者

术前
营养风险筛查 入院24 h内

无营养风险 → 按期手术或一周后复筛

有营养风险 → 营养评定 入院48~72 h内

营养状态良好或可疑营养不良 → 营养咨询/教育 → 满足营养需求

中度营养不良
重度营养不良
逐级递进
摄入不足
ONS
EN
PN

营养支持治疗 7~14 d

预计围术期无法经口进食>5 d，或经口饮食无法满足能量和蛋白质需求的60%>7 d

无禁忌证，术前6 h禁食，术前2 h禁饮。
12.5%的碳水化合物饮品：
术前10 h 800 ml；
术前2 h≤400 ml。
电解质监测及补充

术前营养支持指征（合并下述任一情况之一）：
（1）6个月内非自主体重丢失>10%
（2）BMI<18.5 kg/m²，伴一般情况差
（3）NRS 2002评分≥5分或SGA评为C级
（4）ALB<30 g/l（肝肾功能正常）

营养风险和营养不良诊断记录在病案首页上

目标需要量
能量：25~30 kcal/（kg·d）
蛋白质：1.2~1.5 g/（kg·d）

术后
早期经口进食

有营养风险和/或营养不良/预计早期无法经口进食>5 d或经口进食无法满足能量和蛋白质需求的60%>7 d，尽早开始营养治疗

经口摄入不足，首选ONS
无法经口进食，首选管饲EN
有EN禁忌证，启用PN

遵循五阶梯营养治疗原则 → EN能量摄入>60%时停PN，逐渐过渡至EN/ONS和常规饮食

目标需要量
能量：25~30 kcal/（kg·d）
蛋白质：1.5~2.0 g/（kg·d）

出院后
仍有营养风险和/或营养不良/摄入不足 → 继续ONS，无法进行ONS，推荐HEN/HPN → 定期营养门诊随访及营养监测

对于经口摄入量长期不足、存在严重营养不良的患者，应定期监测血液电解质（如磷、钾、镁等），维生素（尤其是B族水溶性维生素、脂溶性维生素K等），并启动ONS至术后。在纠正电解质紊乱的同时，在数天内缓慢增加摄入量，制订预防措施避免再喂养综合征。

实施管饲营养支持时，初始应以低流速（10～20 ml/h）给予，并依据患者耐受情况逐渐增加流速，通常给予5～7 d后达到目标摄入量。

拔除胃管前指导患者试餐，拔管当天给予患者流质饮食，依据患者胃肠道耐受情况逐渐过渡至常规饮食。

及时评估患者临床病程和术后伤口愈合情况，并结合干体质量、肌肉量、实验室检查结果变化，以确定营养支持是否充分。

参考文献

[1] 中国抗癌协会肝胆肿瘤整合护理专业委员会，重庆市医学会肝胆胰外科分会，重庆市护理学会肝胆外科护理专业委员会. 胆管癌患者围手术期营养支持中国专家共识（2023版）[J]. 中华消化外科杂志，2023，22（8）：943-952.

[2] 中国医师协会外科医师分会胆道外科医师委员会. 胆道手术加速康复外科专家共识（2016版）[J]. 中华消化外科杂志，2017，16（1）：6-13.

[3] 中国抗癌协会肿瘤营养专业委员会，中华医学会肠外肠内营养学分会. 胆道肿瘤患者的营养治疗共识 [J]. 肿瘤代谢与营养电子杂志，2021，8（3）：257-260.

[4] 中华医学会肠外肠内营养学分会，中国医药教育协会加速康复外科专业委员会. 加速康复外科围术期营养支持中国专家共识（2019版）[J]. 中华消化外科杂志，2019，18（10）：897-902.

[5] 中华医学会肠外肠内营养学分会. 成人围手术期营养支持指南 [J]. 中华外科杂志，2016，54（9）：641-657.

[6] 中华医学会肠外肠内营养学分会. 中国成人患者肠外肠内营养临床应用指南（2023版）[J]. 中华医学杂志，2023，103（13）：946-974.

[7] 中华医学会外科学分会，中华医学会麻醉学分会. 中国加速康复外科临床实践指南（2021版）[J]. 中国实用外科杂志，2021，41（9）：961-992.

第九节 胰腺外科围术期营养管理流程图

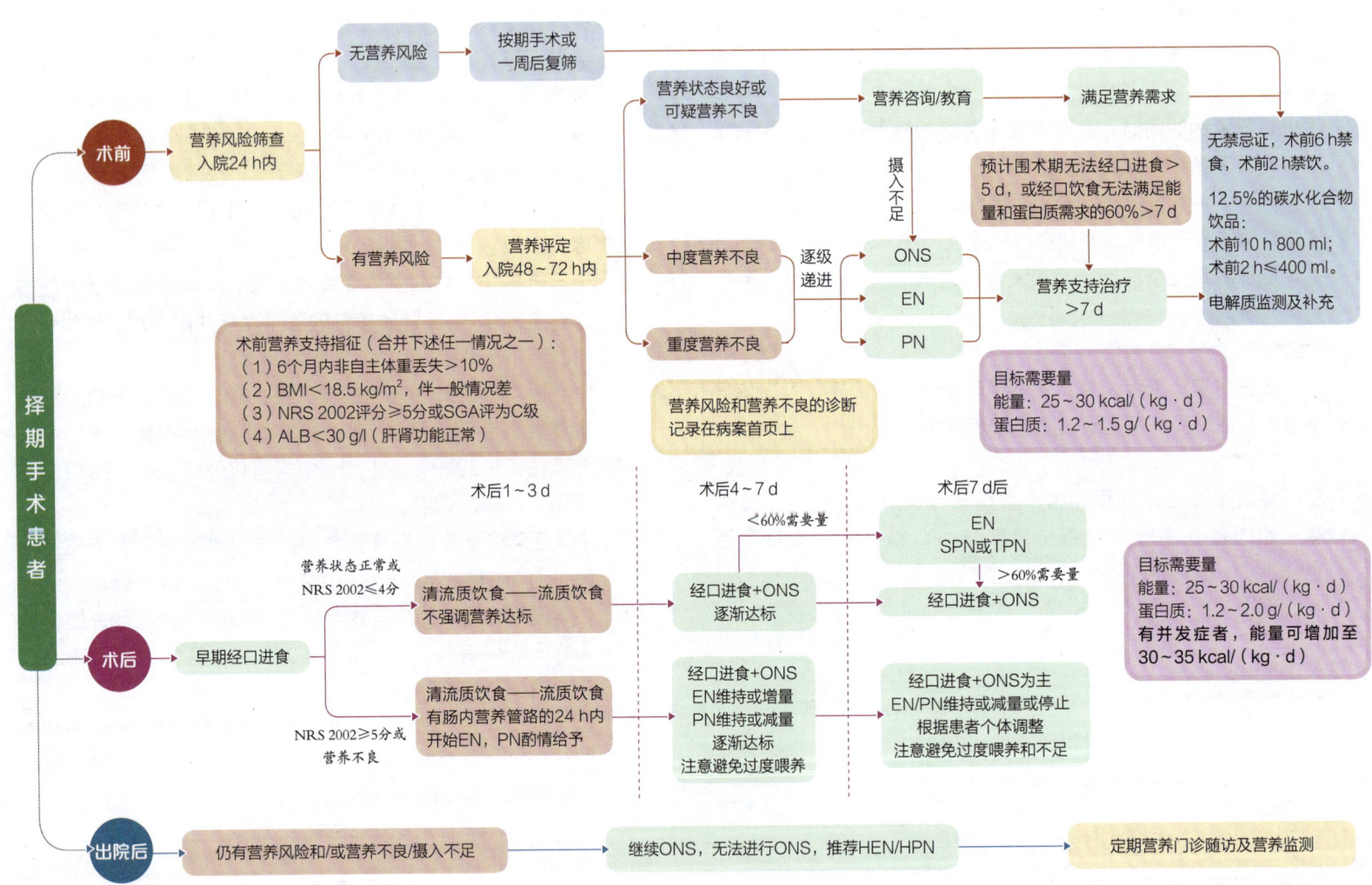

择期手术患者

术前
营养风险筛查
入院24 h内

无营养风险 → 按期手术或一周后复筛

营养状态良好或可疑营养不良 → 营养咨询/教育 → 满足营养需求

摄入不足

有营养风险 → 营养评定 入院48~72 h内

中度营养不良

重度营养不良

逐级递进

ONS
EN
PN

预计围术期无法经口进食>5 d，或经口饮食无法满足能量和蛋白质需求的60%>7 d

营养支持治疗>7 d

无禁忌证，术前6 h禁食，术前2 h禁饮。
12.5%的碳水化合物饮品：
术前10 h 800 ml；
术前2 h≤400 ml。
电解质监测及补充

术前营养支持指征（合并下述任一情况之一）：
（1）6个月内非自主体重丢失>10%
（2）BMI<18.5 kg/m²，伴一般情况差
（3）NRS 2002评分≥5分或SGA评为C级
（4）ALB<30 g/l（肝肾功能正常）

营养风险和营养不良的诊断记录在病案首页上

目标需要量
能量：25~30 kcal/（kg·d）
蛋白质：1.2~1.5 g/（kg·d）

术后1~3 d　　术后4~7 d　　术后7 d后

<60%需要量 → EN SPN或TPN

>60%需要量 → 经口进食+ONS

术后
早期经口进食

营养状态正常或NRS 2002≤4分 → 清流质饮食——流质饮食 不强调营养达标

经口进食+ONS逐渐达标

NRS 2002≥5分或营养不良 → 清流质饮食——流质饮食 有肠内营养管路的24 h内开始EN，PN酌情给予

经口进食+ONS
EN维持或增量
PN维持或减量
逐渐达标
注意避免过度喂养

经口进食+ONS为主
EN/PN维持或减量或停止
根据患者个体调整
注意避免过度喂养和不足

目标需要量
能量：25~30 kcal/（kg·d）
蛋白质：1.2~2.0 g/（kg·d）
有并发症者，能量可增加至30~35 kcal/（kg·d）

出院后
仍有营养风险和/或营养不良/摄入不足 → 继续ONS，无法进行ONS，推荐HEN/HPN → 定期营养门诊随访及营养监测

补充说明

📋 营养筛查工具推荐NRS 2002，营养评定可使用SGA；重视胰腺外科患者肌肉衰减的症状，可进行人体组分及肌肉相关评定。

📋 术前营养支持可选择包含有免疫营养素的配方，首选途径为口服营养补充或管饲，为达到免疫营养素药理作用，应用≥5 d。

📋 术后肠内营养一般选择通用型制剂，对恶性肿瘤首选肠内免疫营养制剂。术后肠外营养建议添加鱼油和谷氨酰胺。

📋 严重术后并发症状态下的营养管理：①术后胰瘘：胃肠营养不耐受、不达标或合并影响进食的并发症时，建议管饲或PN，管饲首选鼻空肠管；②胃排空障碍：TPN 7 d，如无好转，建议放置鼻空肠管行EN，必要时应用SPN；③乳糜漏：限制性肠内营养或TPN。

参考文献

［1］中华医学会外科学分会胰腺外科学组，中华医学会肠外肠内营养学分会.胰腺外科围术期全程化营养管理中国专家共识（2020版）［J］.中华消化外科杂志，2020，19（10）：1013-1029.

［2］中国抗癌协会肿瘤营养专业委员会，中华医学会肠外肠内营养学分会.胰腺癌患者的营养治疗专家共识［J］.肿瘤代谢与营养电子杂志，2022，9（1）：35-38.

［3］中华医学会外科学分会，中华医学会麻醉学分会.中国加速康复外科临床实践指南（2021版）［J］.中国实用外科杂志，2021，41（9）：961-992.

［4］中华医学会肠外肠内营养学分会.成人围手术期营养支持指南［J］.中华外科杂志，2016，54（9）：641-657.

［5］中华医学会肠外肠内营养学分会.中国成人患者肠外肠内营养临床应用指南（2023版）［J］.中华医学杂志，2023，103（13）：946-974.

［6］WEIMANN A, BRAGA M, CARLI F, et al. ESPEN practical guideline: Clinical nutrition in surgery［J］.Clin Nutr，2021，40（7）：4745-4761.

第十节　胃肠外科围术期营养管理流程图

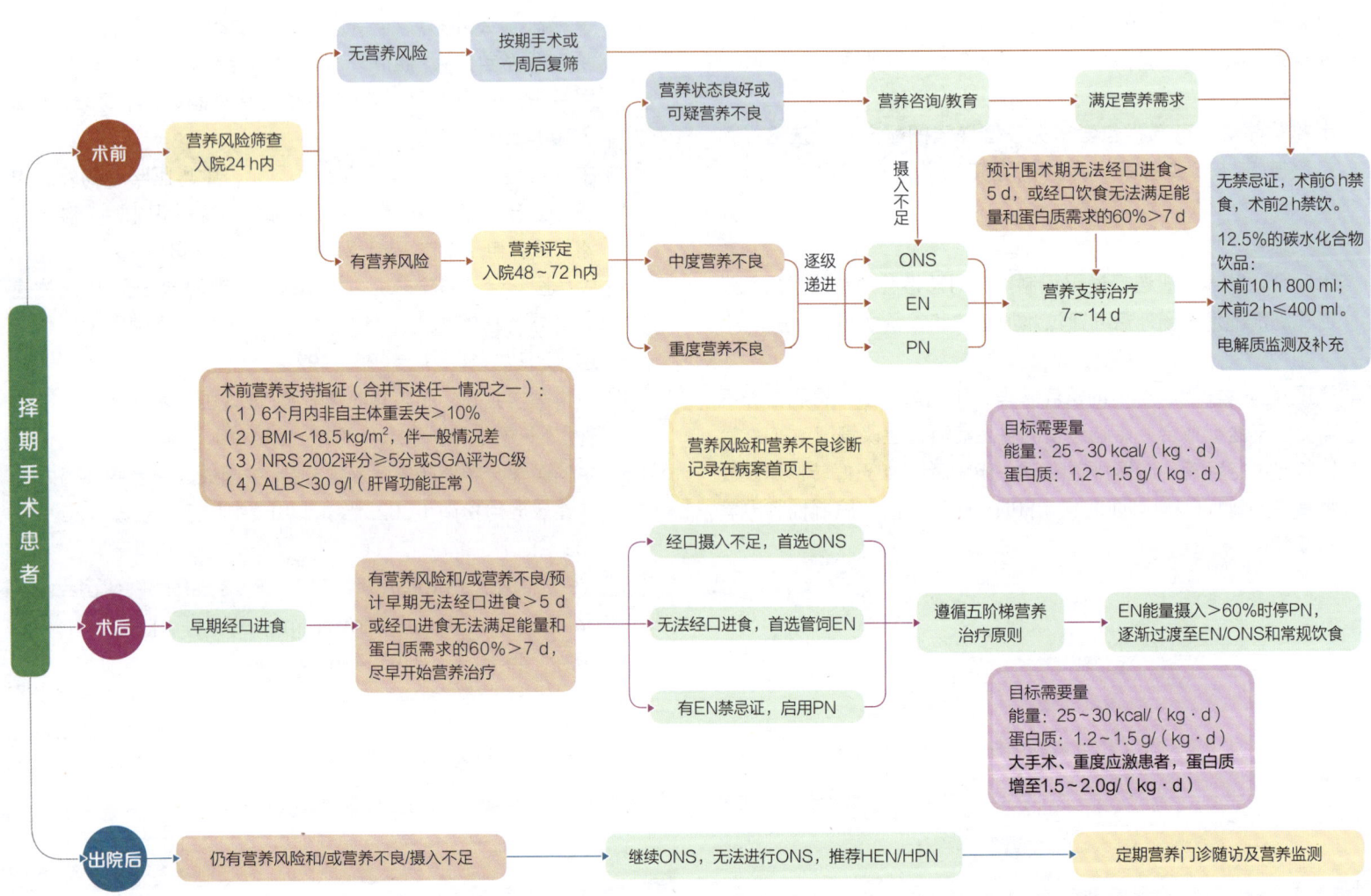

择期手术患者

术前
营养风险筛查入院24 h内

无营养风险 → 按期手术或一周后复筛

有营养风险 → 营养评定入院48~72 h内

营养状态良好或可疑营养不良 → 营养咨询/教育 → 满足营养需求

摄入不足

中度营养不良

重度营养不良

逐级递进

ONS
EN
PN

预计围术期无法经口进食>5 d，或经口饮食无法满足能量和蛋白质需求的60%>7 d

营养支持治疗7~14 d

无禁忌证，术前6 h禁食，术前2 h禁饮。

12.5%的碳水化合物饮品：
术前10 h 800 ml；
术前2 h≤400 ml。

电解质监测及补充

术前营养支持指征（合并下述任一情况之一）：
（1）6个月内非自主体重丢失>10%
（2）BMI<18.5 kg/m²，伴一般情况差
（3）NRS 2002评分≥5分或SGA评为C级
（4）ALB<30 g/l（肝肾功能正常）

营养风险和营养不良诊断记录在病案首页上

目标需要量
能量：25~30 kcal/（kg·d）
蛋白质：1.2~1.5 g/（kg·d）

术后
早期经口进食

有营养风险和/或营养不良/预计早期无法经口进食>5 d或经口进食无法满足能量和蛋白质需求的60%>7 d，尽早开始营养治疗

经口摄入不足，首选ONS

无法经口进食，首选管饲EN

有EN禁忌证，启用PN

遵循五阶梯营养治疗原则

EN能量摄入>60%时停PN，逐渐过渡至EN/ONS和常规饮食

目标需要量
能量：25~30 kcal/（kg·d）
蛋白质：1.2~1.5 g/（kg·d）
大手术、重度应激患者，蛋白质增至1.5~2.0g/（kg·d）

出院后
仍有营养风险和/或营养不良/摄入不足 → 继续ONS，无法进行ONS，推荐HEN/HPN → 定期营养门诊随访及营养监测

补充说明

- 长期禁食或接受PN患者应补充生理需要量的维生素及微量元素，避免机体缺乏维生素及微量元素。

- 对于胃大部切除或全胃切除患者，应注意补充维生素B_{12}、叶酸、铁、钙和维生素D。

- 胃手术患者术后早期（24～48 h）可恢复经口进食或ONS；结直肠手术患者在手术当日即可进食流质或ONS。

- 补充ω-3 多不饱和脂肪酸对大多数需要PN的胃肠外科患者有益。对于需要长期给予TPN的患者，可通过添加谷氨酰胺获益。免疫增强型EN制剂对消化道肿瘤手术患者有益。

- 术后胃肠动力障碍患者营养治疗方式和途径应根据具体情况而定，通常先行PN并尽早建立EN通路，根据情况从小剂量开始逐渐启动EN。

参考文献

[1] 中华医学会外科学分会胃肠外科学组，中华医学会外科学分会结直肠外科学组，中国医师协会外科医师分会上消化道外科医师委员会.胃肠外科病人围手术期全程营养管理中国专家共识（2021版）[J].中国实用外科杂志，2021，41（10）：1111-1125.

[2] 中华医学会肠外肠内营养学分会，中国医药教育协会加速康复外科专业委员会.加速康复外科围手术期营养支持中国专家共识（2019版）[J].中华消化外科杂志，2019，18（10）：897-902.

[3] 中华医学会肠外肠内营养学分会.成人围手术期营养支持指南[J].中华外科杂志，2016，54（9）：641-657.

[4] 中华医学会肠外肠内营养学分会.中国成人患者肠外肠内营养临床应用指南（2023版）[J].中华医学杂志，2023，103（13）：946-974.

[5] 中华医学会外科学分会，中华医学会麻醉学分会.中国加速康复外科临床实践指南（2021版）[J].中国实用外科杂志，2021，41（9）：961-992.

第十一节　胃癌围术期营养管理流程图

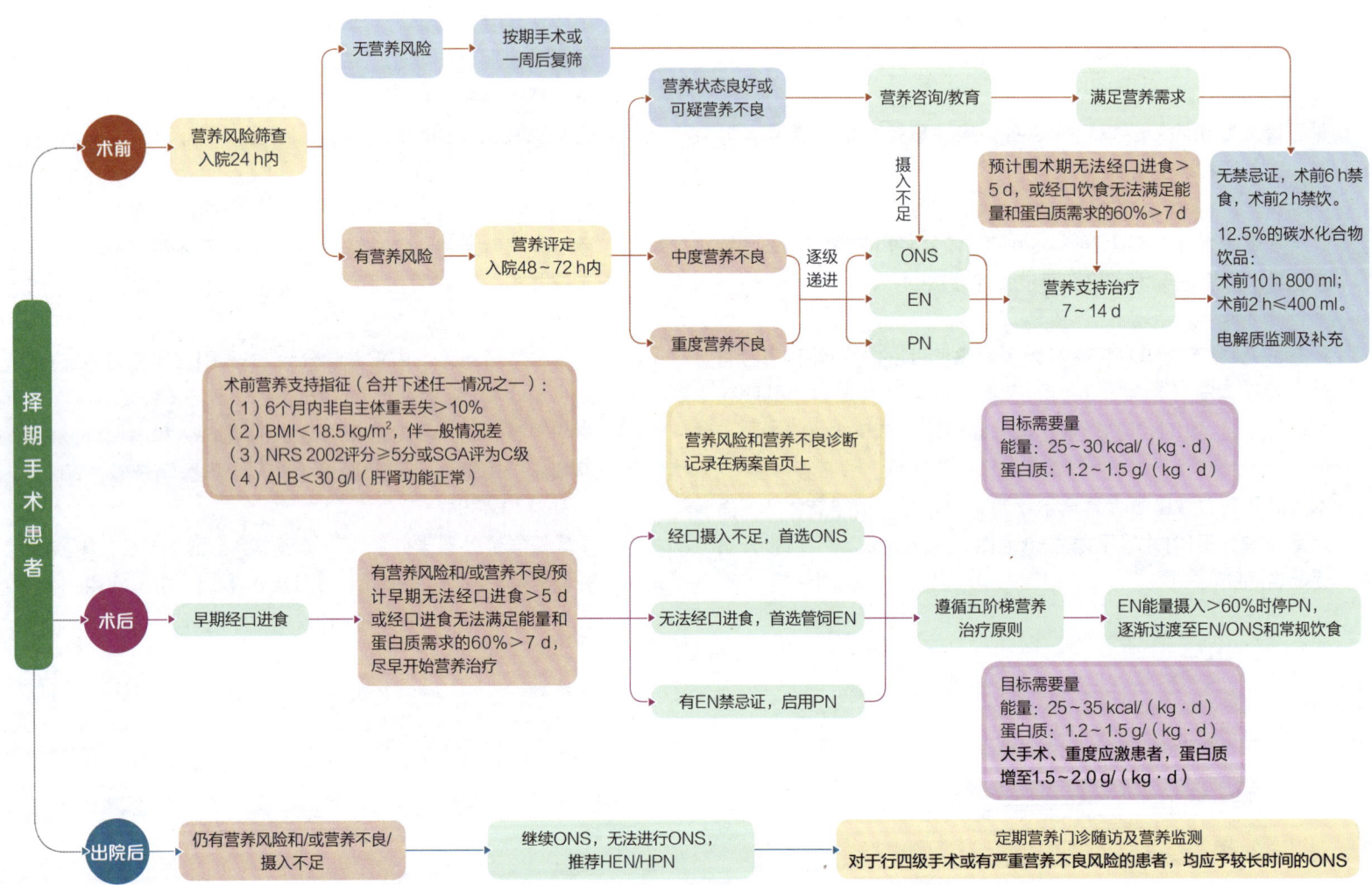

择期手术患者

术前　营养风险筛查　入院24 h内

无营养风险 → 按期手术或一周后复筛

有营养风险 → 营养评定 入院48~72 h内

营养状态良好或可疑营养不良 → 营养咨询/教育 → 满足营养需求

中度营养不良
重度营养不良

逐级递进 → ONS / EN / PN

摄入不足

预计围术期无法经口进食>5 d，或经口饮食无法满足能量和蛋白质需求的60%>7 d

营养支持治疗 7~14 d

无禁忌证，术前6 h禁食，术前2 h禁饮。
12.5%的碳水化合物饮品：
术前10 h 800 ml；
术前2 h≤400 ml。
电解质监测及补充

术前营养支持指征（合并下述任一情况之一）：
（1）6个月内非自主体重丢失>10%
（2）BMI<18.5 kg/m²，伴一般情况差
（3）NRS 2002评分≥5分或SGA评为C级
（4）ALB<30 g/l（肝肾功能正常）

营养风险和营养不良诊断记录在病案首页上

目标需要量
能量：25~30 kcal/（kg·d）
蛋白质：1.2~1.5 g/（kg·d）

术后　早期经口进食

有营养风险和/或营养不良/预计早期无法经口进食>5 d或经口进食无法满足能量和蛋白质需求的60%>7 d，尽早开始营养治疗

经口摄入不足，首选ONS
无法经口进食，首选管饲EN
有EN禁忌证，启用PN

遵循五阶梯营养治疗原则 → EN能量摄入>60%时停PN，逐渐过渡至EN/ONS和常规饮食

目标需要量
能量：25~35 kcal/（kg·d）
蛋白质：1.2~1.5 g/（kg·d）
大手术、重度应激患者，蛋白质增至1.5~2.0 g/（kg·d）

出院后　仍有营养风险和/或营养不良/摄入不足 → 继续ONS，无法进行ONS，推荐HEN/HPN → 定期营养门诊随访及营养监测 对于行四级手术或有严重营养不良风险的患者，均应予较长时间的ONS

补充说明

- 术前、术后营养不良患者建议持续7d免疫营养。

- 胃癌患者围术期营养治疗的营养底物应保持合理的碳水化合物及脂肪的供能比例，可适当提高能量密度；注意补充生理需要量的维生素及微量元素，如铁、维生素B_{12}、维生素D等。

- 术前营养状况差、术中判断并发症风险高、术后需要接受辅助放化疗或较长时间营养治疗的胃癌患者，推荐在术中留置空肠营养管。首选经鼻放置鼻肠管，预计营养治疗时间超过4周时，可选择经腹空肠造口置管。

- 推荐术后清醒即可少量饮水，术后第1天开始口服液体或少量清流质食物500~1000 ml，以后每天逐渐增量，若口服液体量达到2000~2500 ml/d 的生理需要量时，可以考虑停止静脉输液。一旦患者恢复通气可由流质饮食转为半流饮食。进食量根据胃肠耐受量逐渐增加。

参考文献

[1] 中国抗癌协会胃癌专业委员会，中华医学会外科学分会胃肠外科学组.胃癌围手术期营养治疗中国专家共识（2019版）[J].中国实用外科杂志，2020，40（2）：145-151.

[2] 中国研究型医院学会机器人与腹腔镜外科专业委员会.胃癌胃切除手术加速康复外科专家共识（2016版）[J].中华消化外科杂志，2017，16（1）：14-17.

[3] 中国抗癌协会肿瘤营养专业委员会，中华医学会肠外肠内营养学分会.胃癌患者的营养治疗专家共识[J].肿瘤代谢与营养电子杂志，2023，10（2）：208-212.

[4] 中国抗癌协会肿瘤营养专业委员会.口服营养补充的指南更新[J].肿瘤代谢与营养电子杂志，2023，10（1）：64-68.

[5] 中华医学会外科学分会，中华医学会麻醉学分会.中国加速康复外科临床实践指南（2021版）[J].中国实用外科杂志，2021，41（9）：961-992.

第十二节　结直肠癌围术期营养管理流程图

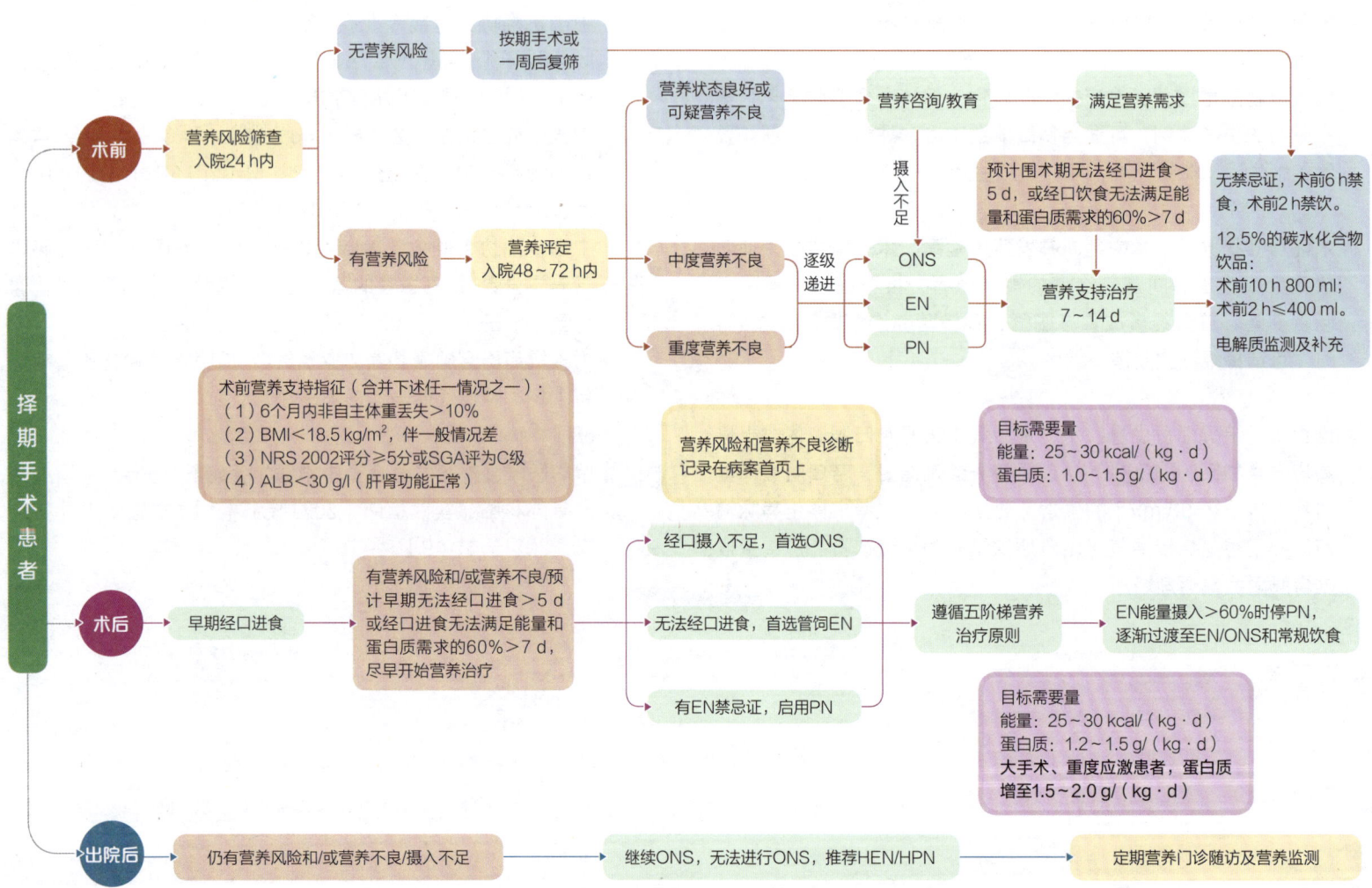

择期手术患者

术前
营养风险筛查
入院24 h内

无营养风险 → 按期手术或一周后复筛

有营养风险 → 营养评定
入院48~72 h内

营养状态良好或可疑营养不良 → 营养咨询/教育 → 满足营养需求

中度营养不良
重度营养不良

摄入不足

逐级递进 → ONS / EN / PN

营养支持治疗
7~14 d

预计围术期无法经口进食>5 d，或经口饮食无法满足能量和蛋白质需求的60%>7 d

无禁忌证，术前6 h禁食，术前2 h禁饮。
12.5%的碳水化合物饮品：
术前10 h 800 ml；
术前2 h≤400 ml。
电解质监测及补充

术前营养支持指征（合并下述任一情况之一）：
（1）6个月内非自主体重丢失>10%
（2）BMI<18.5 kg/m²，伴一般情况差
（3）NRS 2002评分≥5分或SGA评为C级
（4）ALB<30 g/l（肝肾功能正常）

营养风险和营养不良诊断记录在病案首页上

目标需要量
能量：25~30 kcal/（kg·d）
蛋白质：1.0~1.5 g/（kg·d）

术后
早期经口进食

有营养风险和/或营养不良/预计早期无法经口进食>5 d或经口进食无法满足能量和蛋白质需求的60%>7 d，尽早开始营养治疗

经口摄入不足，首选ONS
无法经口进食，首选管饲EN
有EN禁忌证，启用PN

遵循五阶梯营养治疗原则

EN能量摄入>60%时停PN，逐渐过渡至EN/ONS和常规饮食

目标需要量
能量：25~30 kcal/（kg·d）
蛋白质：1.2~1.5 g/（kg·d）
大手术、重度应激患者，蛋白质增至1.5~2.0 g/（kg·d）

出院后
仍有营养风险和/或营养不良/摄入不足 → 继续ONS，无法进行ONS，推荐HEN/HPN → 定期营养门诊随访及营养监测

补充说明

📑 对于实施术前新辅助化疗或术后辅助化疗的结直肠癌患者，需要制订营养治疗计划并进行营养治疗。化疗前进行营养治疗有助于维持患者体重和减轻患者因化疗导致的恶心、呕吐等消化道副反应，早期营养补充建议在化疗开始2周内给予。

📑 ONS的推荐剂量为日常饮食之余，每日的ONS剂量应达到400～900 kcal。

📑 术后的营养治疗首选ONS，建议于手术当日即可配合流食开始ONS营养治疗。对于并发肠梗阻或吻合口瘘患者，推荐给予PN治疗。

📑 乳清蛋白质强化的ONS可改善肿瘤化疗白蛋白和免疫球蛋白水平，改善营养状况评分。

参考文献

［1］中国抗癌协会肿瘤营养专业委员会，中华医学会肠外肠内营养学分会.结直肠癌患者的营养治疗专家共识［J］.肿瘤代谢与营养电子杂志，2022，9（06）：735-740.

［2］中华医学会外科学分会结直肠外科学组，中华医学会外科学分会营养支持学组，中国医师协会外科医师分会结直肠外科医师委员会.结直肠癌围手术期营养治疗中国专家共识（2019版）［J］.中国实用外科杂志，2019，39（06）：533-537.

［3］广东省医师协会加速康复外科医师分会.口服营养补充对结直肠手术患者加速康复的全程管理岭南专家共识（2018版）［J］.消化肿瘤杂志（电子版），2018，10（4）：167-172.

［4］中华医学会肠外肠内营养学分会，中国医药教育协会加速康复外科专业委员会.加速康复外科围手术期营养支持中国专家共识（2019版）［J］.中华消化外科杂志，2019，18（10）：897-902.

［5］中华医学会肠外肠内营养学分会.成人围手术期营养支持指南［J］.中华外科杂志，2016，54（9）：641-657.

［6］中华医学会肠外肠内营养学分会.中国成人患者肠外肠内营养临床应用指南（2023版）［J］.中华医学杂志，2023，103（13）：946-974.

［7］中华医学会外科学分会，中华医学会麻醉学分会.中国加速康复外科临床实践指南（2021版）［J］.中国实用外科杂志，2021，41（9）：961-992.

［8］IRANI J L，HEDRICK T L，MILLER T E，et al. Clinical practice guidelines for enhanced recovery after colon and rectal surgery from the American Society of Colon and Rectal Surgeons and the Society of American Gastrointestinal and Endoscopic Surgeons［J］. Surg Endosc，2023，37（1）：5-30.

［9］董明，唐景彤，姚宏伟.中国结直肠癌手术病人营养治疗指南（2025版）［J］.中国实用外科杂志，2025，45（02）：137-148.

第十三节　炎症性肠病围术期营养管理流程图

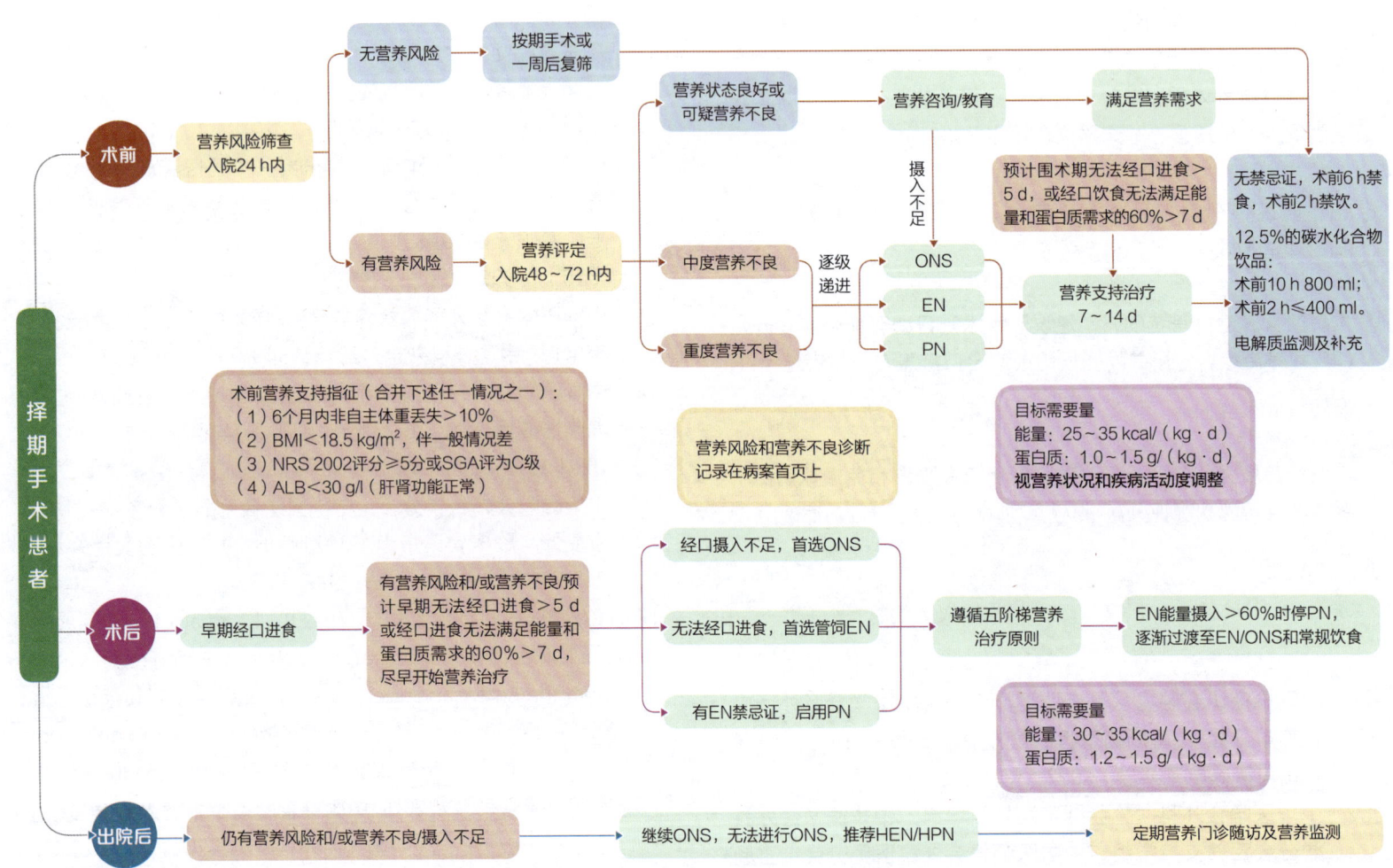

围术期全程营养管理流程速查手册

择期手术患者

术前　营养风险筛查　入院24 h内

无营养风险 → 按期手术或一周后复筛

营养状态良好或可疑营养不良 → 营养咨询/教育 → 满足营养需求

摄入不足

预计围术期无法经口进食＞5 d，或经口饮食无法满足能量和蛋白质需求的60%＞7 d

无禁忌证，术前6 h禁食，术前2 h禁饮。

12.5%的碳水化合物饮品：
术前10 h 800 ml；
术前2 h≤400 ml。

电解质监测及补充

有营养风险 → 营养评定　入院48~72 h内

中度营养不良

重度营养不良

逐级递进

ONS
EN
PN

营养支持治疗7~14 d

术前营养支持指征（合并下述任一情况之一）：
（1）6个月内非自主体重丢失＞10%
（2）BMI＜18.5 kg/m²，伴一般情况差
（3）NRS 2002评分≥5分或SGA评为C级
（4）ALB＜30 g/l（肝肾功能正常）

营养风险和营养不良诊断记录在病案首页上

目标需要量
能量：25~35 kcal/（kg·d）
蛋白质：1.0~1.5 g/（kg·d）
视营养状况和疾病活动度调整

术后　早期经口进食

有营养风险和/或营养不良/预计早期无法经口进食＞5 d或经口进食无法满足能量和蛋白质需求的60%＞7 d，尽早开始营养治疗

经口摄入不足，首选ONS

无法经口进食，首选管饲EN

有EN禁忌证，启用PN

遵循五阶梯营养治疗原则

EN能量摄入＞60%时停PN，逐渐过渡至EN/ONS和常规饮食

目标需要量
能量：30~35 kcal/（kg·d）
蛋白质：1.2~1.5 g/（kg·d）

出院后　仍有营养风险和/或营养不良/摄入不足 → 继续ONS，无法进行ONS，推荐HEN/HPN → 定期营养门诊随访及营养监测

补充说明

▤ 对所有炎症性肠病患者进行术前贫血筛查，并合理补充铁剂和维生素B_{12}。

▤ 推荐鼓励炎症性肠病患者在择期手术后24 h内经口进食。推荐ONS作为最佳的围术期营养支持途径，术后早期使用EN是有益的。

▤ 炎症性肠病患者需要筛查并监测维生素和微量元素，特别是B族维生素和维生素D、铁等，必要时予以补充。

▤ 建议对患者进行身体成分分析，尤其是肌少症的评估；推荐术前给予肌少症患者含有高支链氨基酸的足量蛋白质供应≥1.2 g/（kg·d）。

参考文献

［1］广东省医学会加速康复外科学分会第一届委员会. 广东省炎症性肠病围术期加速康复外科管理专家指导意见［J］.中华炎性肠病杂志（中英文），2024，8（2）：116–131.

［2］BISCHOFF S C，BAGER P，ESCHER J，et al. ESPEN guideline on Clinical Nutrition in inflammatory bowel disease［J］. Clin Nutr，2023，42（3）：352–379.

［3］中华医学会肠外肠内营养学分会，中国医药教育协会加速康复外科专业委员会. 加速康复外科围手术期营养支持中国专家共识（2019版）［J］.中华消化外科杂志，2019，18（10）：897–902.

［4］中华医学会肠外肠内营养学分会. 成人围手术期营养支持指南［J］.中华外科杂志，2016，54（9）：641–657.

［5］中华医学会肠外肠内营养学分会. 中国成人患者肠外肠内营养临床应用指南（2023版）［J］.中华医学杂志，2023，103（13）：946–974.

［6］中华医学会外科学分会，中华医学会麻醉学分会. 中国加速康复外科临床实践指南（2021版）［J］.中国实用外科杂志，2021，41（9）：961–992.

［7］中国研究型医院学会肠外肠内营养学专业委员会. 克罗恩病围手术期营养支持指南（2021版）［J］.中国实用外科杂志，2021，41（6）：646–652.

［8］中华医学会消化病学分会炎症性肠病学组，中华医学会肠外肠内营养学分会胃肠病与营养协作组，中华医学会消化病学分会营养支持与治疗协作组. 炎症性肠病营养治疗专家共识（第三版）［J］.中华炎性肠病杂志（中英文），2025，9（1）：2–20.

第十四节　妇科围术期营养管理流程图

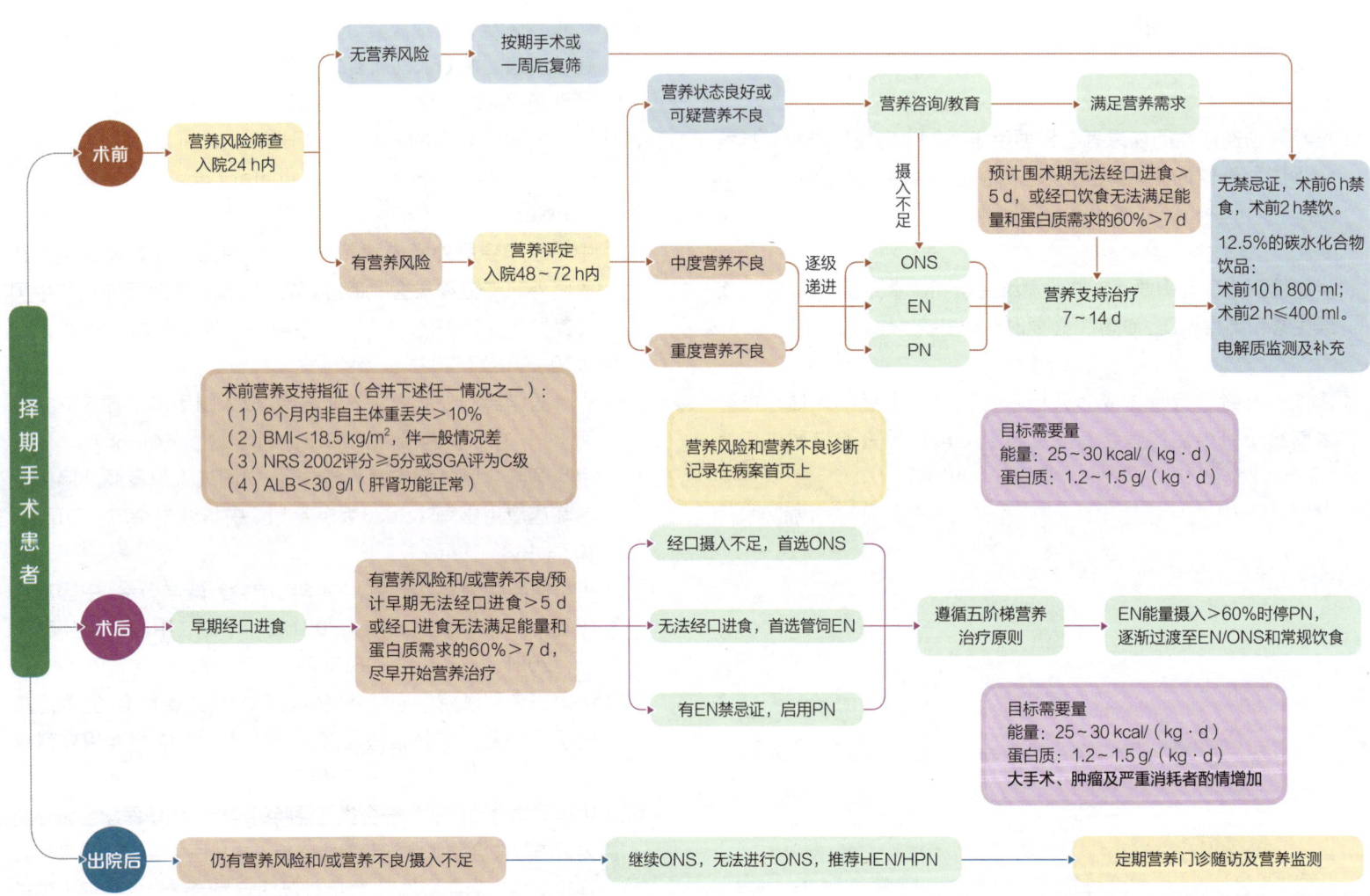

择期手术患者

术前 → 营养风险筛查 入院24 h内

- 无营养风险 → 按期手术或一周后复筛
- 有营养风险 → 营养评定 入院48～72 h内
  - 营养状态良好或可疑营养不良 → 营养咨询/教育 → 满足营养需求
    - 摄入不足
  - 中度营养不良 → 逐级递进
  - 重度营养不良 → 逐级递进
    - ONS
    - EN
    - PN
    → 营养支持治疗 7～14 d

预计围术期无法经口进食>5 d，或经口饮食无法满足能量和蛋白质需求的60%>7 d

无禁忌证，术前6 h禁食，术前2 h禁饮。
12.5%的碳水化合物饮品：
术前10 h 800 ml;
术前2 h≤400 ml。
电解质监测及补充

术前营养支持指征（合并下述任一情况之一）：
（1）6个月内非自主体重丢失>10%
（2）BMI<18.5 kg/m²，伴一般情况差
（3）NRS 2002评分≥5分或SGA评为C级
（4）ALB<30 g/l（肝肾功能正常）

营养风险和营养不良诊断记录在病案首页上

目标需要量
能量：25～30 kcal/（kg·d）
蛋白质：1.2～1.5 g/（kg·d）

术后 → 早期经口进食 → 有营养风险和/或营养不良/预计早期无法经口进食>5 d 或经口进食无法满足能量和蛋白质需求的60%>7 d，尽早开始营养治疗

- 经口摄入不足，首选ONS
- 无法经口进食，首选管饲EN
- 有EN禁忌证，启用PN

→ 遵循五阶梯营养治疗原则 → EN能量摄入>60%时停PN，逐渐过渡至EN/ONS和常规饮食

目标需要量
能量：25～30 kcal/（kg·d）
蛋白质：1.2～1.5 g/（kg·d）
大手术、肿瘤及严重消耗者酌情增加

出院后 → 仍有营养风险和/或营养不良/摄入不足 → 继续ONS，无法进行ONS，推荐HEN/HPN → 定期营养门诊随访及营养监测

补充说明

对于常规妇科手术患者，建议术后4～6 h开始进食。

对于妇科恶性肿瘤患者，包括接受肠切除吻合术的患者，建议术后24 h内开始饮食过渡。

肿瘤术后患者及严重消耗的患者，能量摄入：30～35 kcal/（kg·d），蛋白质：1.5～2.0 g/（kg·d）。

参考文献

[1] 中华医学会外科学分会，中华医学会麻醉学分会. 中国加速康复外科临床实践指南（2021版）[J]. 中国实用外科杂志，2021，41（9）：961-992.

[2] 中华医学会外科学分会，中华医学会麻醉学分会. 加速康复外科中国专家共识暨路径管理指南（2018）[J]. 中华麻醉学杂志，2018，38（1）：8-13.

[3] 中华医学会妇产科学分会加速康复外科协作组. 妇科手术加速康复的中国专家共识 [J]. 中华妇产科杂志，2019，54（2）：73-79.

[4] 中华医学会肠外肠内营养学分会，中国医药教育协会加速康复外科专业委员会. 加速康复外科围术期营养支持中国专家共识（2019版）[J]. 中华消化外科杂志，2019，18（10）：897-902.

[5] 中华医学会肠外肠内营养学分会. 成人围手术期营养支持指南 [J]. 中华外科杂志，2016，54（9）：641-657.

[6] 中华医学会肠外肠内营养学分会. 中国成人患者肠外肠内营养临床应用指南（2023版）[J]. 中华医学杂志，2023，103（13）：946-974.

[7] 张颐，庞晓燕，李芳梅，等. 老年妇科患者围手术期管理中国专家共识（2024年版）[J]. 中国实用妇科与产科杂志，2024，40（5）：541-548.

第十五节　泌尿外科围术期营养管理流程图

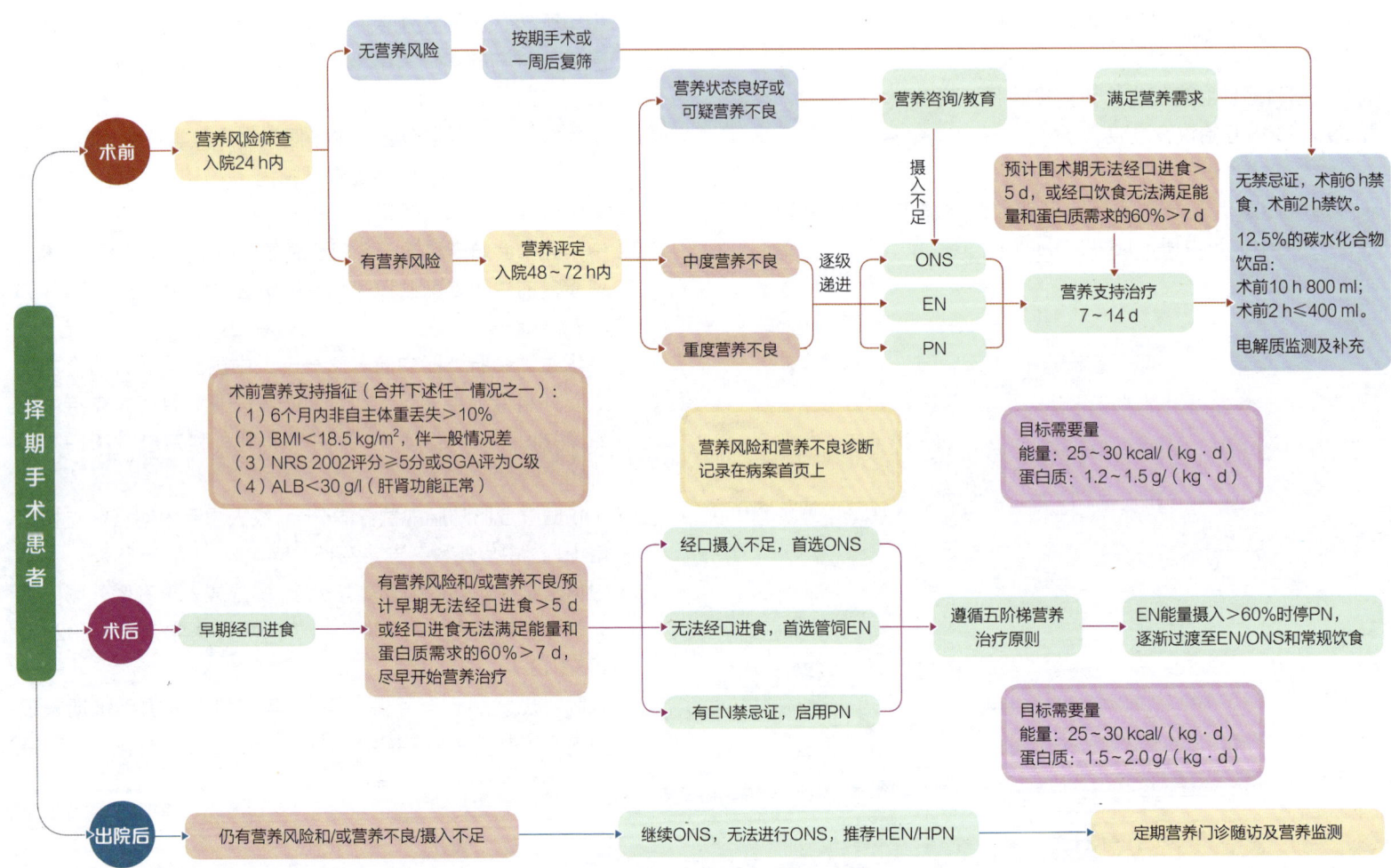

择期手术患者

术前

营养风险筛查入院24 h内

无营养风险 → 按期手术或一周后复筛

有营养风险 → 营养评定入院48~72 h内

营养状态良好或可疑营养不良 → 营养咨询/教育 → 满足营养需求

摄入不足

中度营养不良
重度营养不良

逐级递进 → ONS / EN / PN

预计围术期无法经口进食>5 d，或经口饮食无法满足能量和蛋白质需求的60%>7 d → 营养支持治疗7~14 d

无禁忌证，术前6 h禁食，术前2 h禁饮。
12.5%的碳水化合物饮品：
术前10 h 800 ml；
术前2 h≤400 ml。
电解质监测及补充

术前营养支持指征（合并下述任一情况之一）：
（1）6个月内非自主体重丢失>10%
（2）BMI<18.5 kg/m²，伴一般情况差
（3）NRS 2002评分≥5分或SGA评为C级
（4）ALB<30 g/l（肝肾功能正常）

营养风险和营养不良诊断记录在病案首页上

目标需要量
能量：25~30 kcal/（kg·d）
蛋白质：1.2~1.5 g/（kg·d）

术后

早期经口进食

有营养风险和/或营养不良/预计早期无法经口进食>5 d或经口进食无法满足能量和蛋白质需求的60%>7 d，尽早开始营养治疗

经口摄入不足，首选ONS

无法经口进食，首选管饲EN

有EN禁忌证，启用PN

遵循五阶梯营养治疗原则 → EN能量摄入>60%时停PN，逐渐过渡至EN/ONS和常规饮食

目标需要量
能量：25~30 kcal/（kg·d）
蛋白质：1.5~2.0 g/（kg·d）

出院后

仍有营养风险和/或营养不良/摄入不足 → 继续ONS，无法进行ONS，推荐HEN/HPN → 定期营养门诊随访及营养监测

补充说明

- 肾移植术后应根据评估的肾小球滤过率（eGFR）的变化，适当调整蛋白质的摄入；移植术后3个月内推荐高蛋白饮食，蛋白质摄入量1.4 g/（kg·d）。

- 肾移植术后早期能量摄入推荐 30～35 kcal/（kg·d），稳定期能量摄入25～30 kcal/（kg·d）。

- 移植术后患者长期服用免疫抑制药物，易导致骨质疏松，术后应补充维生素D和钙，定期监测。

参考文献

［1］中华医学会泌尿外科学分会膀胱癌联盟加速康复外科专家协作组.根治性膀胱切除及尿流改道术加速康复外科专家共识［J］.中华泌尿外科杂志，2018，39（7）：481-484.

［2］国家卫生健康委员会医管中心加速康复外科专家委员会器官移植学组.中国肾移植围手术期加速康复管理专家共识（2018版）［J］.中华移植杂志（电子版），2018，12（4）：151-156.

［3］中华医学会肠外肠内营养学分会，中国医药教育协会加速康复外科专业委员会.加速康复外科围术期营养支持中国专家共识（2019版）［J］.中华消化外科杂志，2019，18（10）：897-902.

［4］中华医学会肠外肠内营养学分会.成人围手术期营养支持指南［J］.中华外科杂志，2016，54（9）：641-657.

［5］中华医学会肠外肠内营养学分会.中国成人患者肠外肠内营养临床应用指南（2023版）［J］.中华医学杂志，2023，103（13）：946-974.

［6］中华医学会外科学分会，中华医学会麻醉学分会.中国加速康复外科临床实践指南（2021版）［J］.中国实用外科杂志，2021，41（9）：961-992.

［7］中国医师协会肾脏内科医师分会，中国中西医结合学会肾脏疾病专业委员会营养治疗指南专家协作组.中国慢性肾脏病营养治疗临床实践指南（2021版）［J］.中华医学杂志，2021，101（8）：539-559.

［8］张磊，张宇，王文爽，等.膀胱癌患者围术期营养管理的证据总结［J］.中华临床营养杂志，2023，31（4）：226-234.

第十六节 骨科围术期营养管理流程图

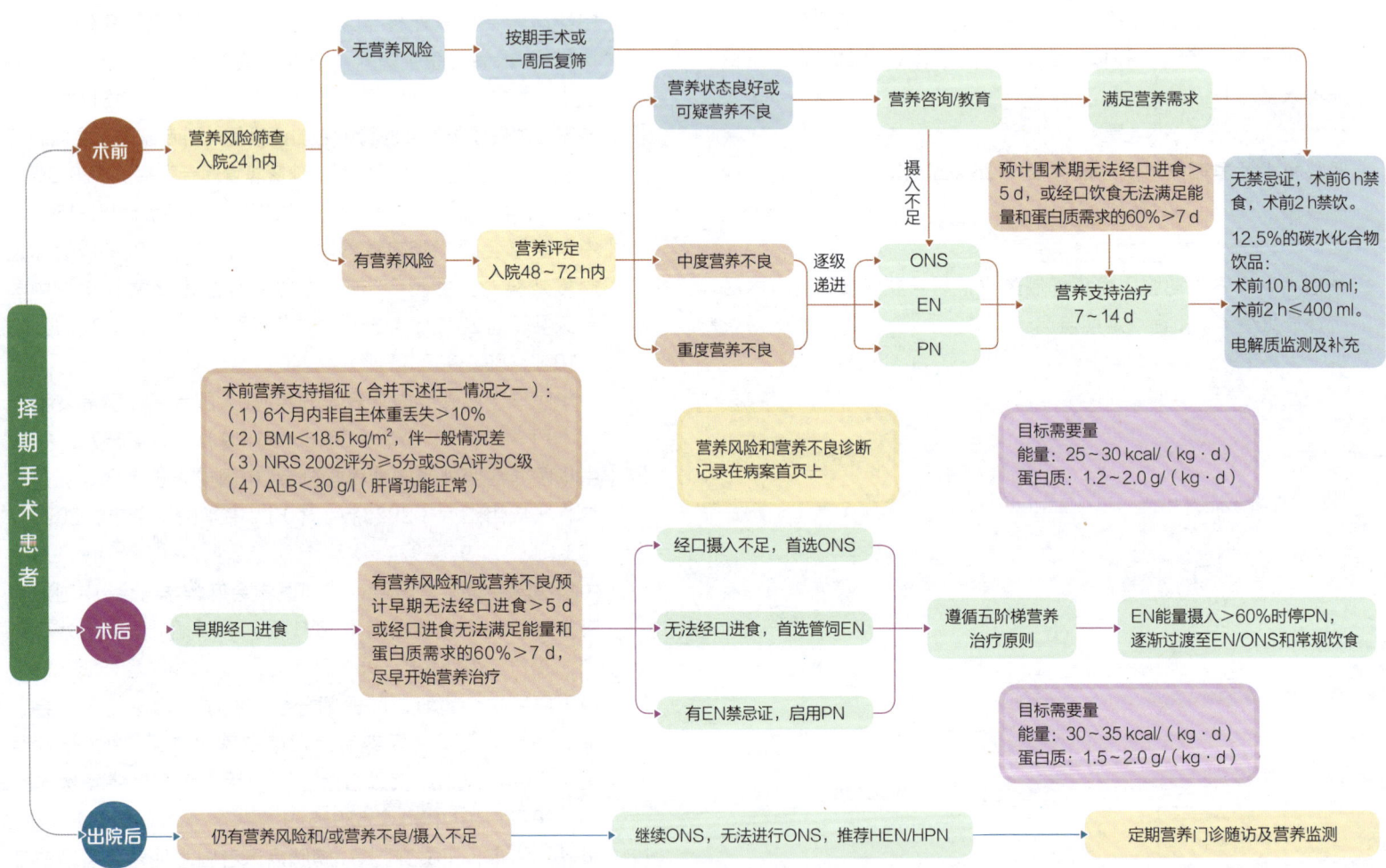

择期手术患者

术前 营养风险筛查 入院24 h内

无营养风险 → 按期手术或一周后复筛

有营养风险 → 营养评定 入院48～72 h内

营养状态良好或可疑营养不良 → 营养咨询/教育 → 满足营养需求

中度营养不良

重度营养不良

摄入不足

逐级递进 → ONS / EN / PN

营养支持治疗 7～14 d

预计围术期无法经口进食＞5 d，或经口饮食无法满足能量和蛋白质需求的60%＞7 d

无禁忌证，术前6 h禁食，术前2 h禁饮。
12.5%的碳水化合物饮品：
术前10 h 800 ml；
术前2 h≤400 ml。
电解质监测及补充

术前营养支持指征（合并下述任一情况之一）：
（1）6个月内非自主体重丢失＞10%
（2）BMI＜18.5 kg/m²，伴一般情况差
（3）NRS 2002评分≥5分或SGA评为C级
（4）ALB＜30 g/l（肝肾功能正常）

营养风险和营养不良诊断记录在病案首页上

目标需要量
能量：25～30 kcal/（kg·d）
蛋白质：1.2～2.0 g/（kg·d）

术后 早期经口进食

有营养风险和/或营养不良/预计早期无法经口进食＞5 d或经口进食无法满足能量和蛋白质需求的60%＞7 d，尽早开始营养治疗

经口摄入不足，首选ONS

无法经口进食，首选管饲EN

有EN禁忌证，启用PN

遵循五阶梯营养治疗原则

EN能量摄入＞60%时停PN，逐渐过渡至EN/ONS和常规饮食

目标需要量
能量：30～35 kcal/（kg·d）
蛋白质：1.5～2.0 g/（kg·d）

出院后 仍有营养风险和/或营养不良/摄入不足 → 继续ONS，无法进行ONS，推荐HEN/HPN → 定期营养门诊随访及营养监测

补充说明

- 术前无营养风险的骨科大手术患者，应鼓励患者进食优质蛋白食物（如蛋类、鱼类、肉类等），总蛋白质摄入不少于1.5 g/（kg·d）；适当增加维生素和非糖尿病患者的碳水化合物摄入量。

- 术前有营养风险，NRS 2002为3~5分的患者应鼓励其进食优质蛋白食物，同时口服免疫营养制剂。

- 术前高营养风险或营养不良的患者应进行营养支持治疗7~14 d，直至营养风险降低或纠正营养不良状态。术后高营养风险或营养不良的患者，应尽早实施营养支持。

- 高营养风险患者中患有肌少症的患者，术前应用5~7 d富含免疫营养素的肠内营养制剂（如精氨酸、ω-3多不饱和脂肪酸、核糖核苷酸），此外还要注重支链氨基酸和维生素D的摄入量。

- 骨科手术（除脊柱、盆腔手术）对胃肠道功能影响不大，多数患者返回病房清醒后可饮水或进食少量流质饮食，术后4~6 h胃肠道功能恢复后即可进软食或普食。

- 肠外营养支持可补充免疫营养素（如精氨酸、ω-3多不饱和脂肪酸、核糖核苷酸等），首选"全合一"营养液（工业化三腔袋或肠外营养配制中心配制的个体化配方）。

- 推荐高龄（>75岁）脊柱手术患者围术期进行营养补充，建议高龄人群的蛋白质摄入量至少保持为1.0~1.2 g/（kg·d），合并长期慢性病患者建议摄入量达到1.2~1.5 g/（kg·d），对于术前存在严重营养不良的患者，可将蛋白质摄入量上调至2.0 g/（kg·d）。术前2 h给予200~300 ml碳水化合物饮料，但需要注意是否存在反流误吸高危因素，个体化制定术前禁饮时间。术后2 h时开始少量进食流食，若无吞咽困难等并发症可在术后第2日晨正常进食。

参考文献

[1] 国家卫生健康委加速康复外科专家委员会骨科专家组，中国研究型医院学会骨科加速康复专业委员会，中国康复技术转化及促进会骨科加速康复专业委员会. 骨科大手术加速康复围手术期营养管理专家共识 [J]. 中华骨与关节外科杂志，2022，15（10）：763-767.

[2] 国家卫生健康委加速康复外科专家委员会骨科专家组，中国研究型医院学会骨科加速康复专业委员会，中国康复技术转化及促进会骨科加速康复专业委员会. 骨科加速康复围手术期麻醉管理专家共识 [J]. 中华骨与关节外科杂志，2022，15（10）：726-732.

[3] 中华医学会肠外肠内营养学分会，中国医药教育协会加速康复外科专业委员会. 加速康复外科围术期营养支持中国专家共识（2019版）[J]. 中华消化外科杂志，2019，18（10）：897-902.

[4] 中华医学会肠外肠内营养学分会. 成人围手术期营养支持指南 [J]. 中华外科杂志，2016，54（9）：641-657.

[5] 中华医学会肠外肠内营养学分会. 中国成人患者肠外肠内营养临床应用指南（2023版）[J]. 中华医学杂志，2023，103（13）：946-974.

[6] 中华医学会外科学分会，中华医学会麻醉学分会. 中国加速康复外科临床实践指南（2021版）[J]. 中国实用外科杂志，2021，41（9）：961-992.

[7] 白求恩公益基金会创伤骨科专业委员会，中国医疗保健国际交流促进会加速康复外科学分会创伤骨科学组. 加速康复外科理念下桡骨远端骨折诊疗方案优化的专家共识 [J]. 中华创伤骨科杂志，2019，21（2）：93-101.

[8] 中国老年保健协会. 髋膝关节置换围手术期加速康复专家共识 [J]. 实用骨科杂志，2021，27（11）：961-965.

[9] 中国康复医学会脊柱脊髓专业委员会感染学组，中国医师协会骨科医师分会脊柱感染学组. 脊柱结核手术加速康复外科实施流程专家共识 [J]. 中华骨与关节外科杂志，2023，16（1）：1-16.

[10] 张志成，杜培，孟浩，等. 腰椎后路短节段手术加速康复外科实施流程专家共识 [J]. 中华骨与关节外科杂志，2019，12（6）：401-409.

[11] 张闻力，毕文志，董扬，等. 中国骨肿瘤大手术加速康复围手术期管理专家共识 [J]. 中华骨与关节外科杂志，2019，12（05）：321-327.

[12] 中国医疗保健国际交流促进会加速康复外科学分会创伤骨科学组. 创伤骨科围术期禁食水管理专家共识 [J]. 中华创伤骨科杂志，2018，20（9）：737-742.

第十七节 老年患者围术期营养管理流程图

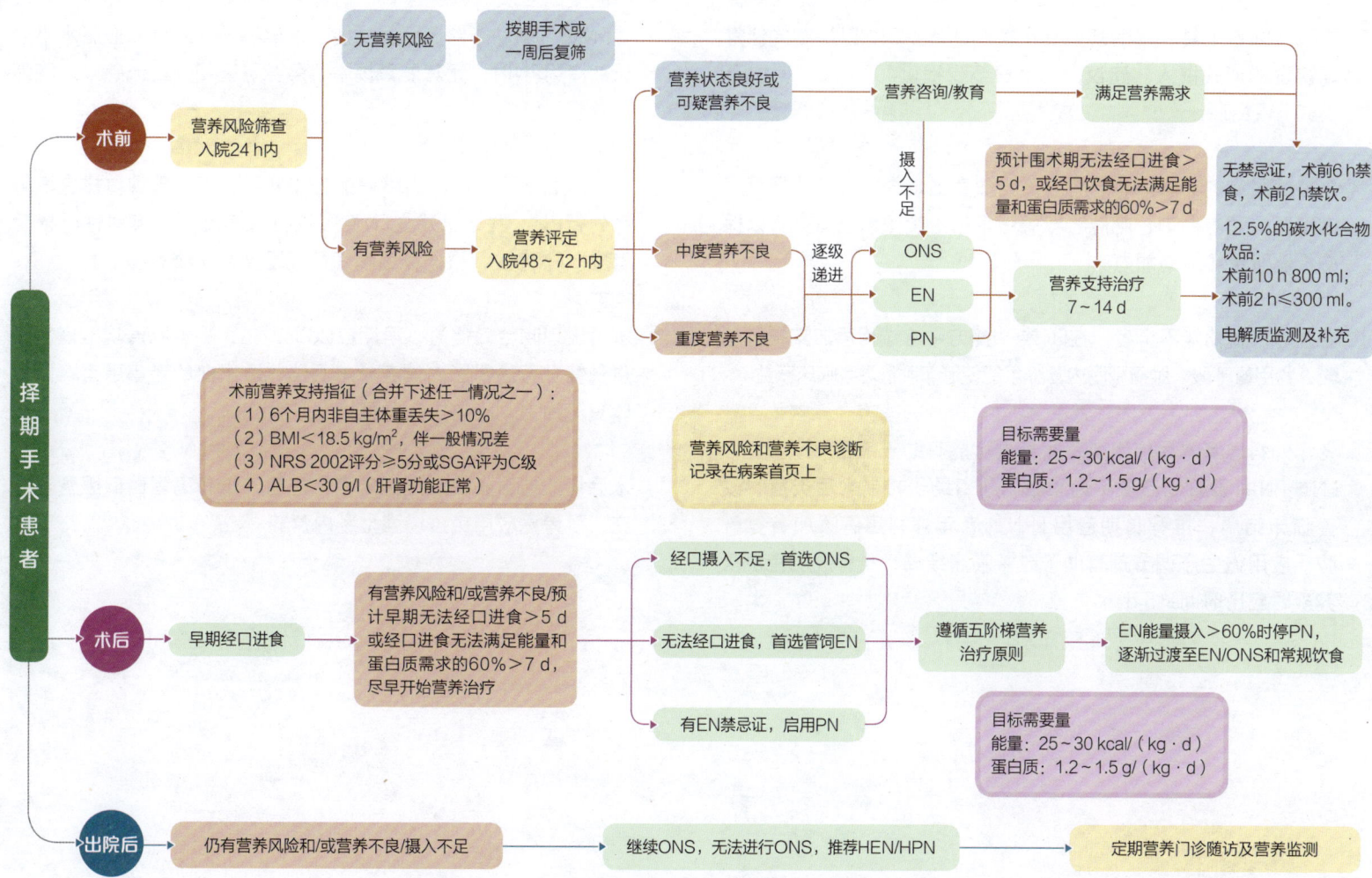

择期手术患者

术前 营养风险筛查 入院24 h内

无营养风险 → 按期手术或一周后复筛

有营养风险 → 营养评定 入院48~72 h内

营养状态良好或可疑营养不良 → 营养咨询/教育 → 满足营养需求

中度营养不良

重度营养不良

摄入不足

逐级递进

ONS
EN
PN

预计围术期无法经口进食>5 d，或经口饮食无法满足能量和蛋白质需求的60%>7 d

营养支持治疗 7~14 d

无禁忌证，术前6 h禁食，术前2 h禁饮。12.5%的碳水化合物饮品：术前10 h 800 ml；术前2 h≤300 ml。电解质监测及补充

术前营养支持指征（合并下述任一情况之一）：
（1）6个月内非自主体重丢失>10%
（2）BMI<18.5 kg/m²，伴一般情况差
（3）NRS 2002评分≥5分或SGA评为C级
（4）ALB<30 g/l（肝肾功能正常）

营养风险和营养不良诊断记录在病案首页上

目标需要量
能量：25~30 kcal/（kg·d）
蛋白质：1.2~1.5 g/（kg·d）

术后 早期经口进食

有营养风险和/或营养不良/预计早期无法经口进食>5 d或经口进食无法满足能量和蛋白质需求的60%>7 d，尽早开始营养治疗

经口摄入不足，首选ONS

无法经口进食，首选管饲EN

有EN禁忌证，启用PN

遵循五阶梯营养治疗原则

EN能量摄入>60%时停PN，逐渐过渡至EN/ONS和常规饮食

目标需要量
能量：25~30 kcal/（kg·d）
蛋白质：1.2~1.5 g/（kg·d）

出院后 仍有营养风险和/或营养不良/摄入不足 → 继续ONS，无法进行ONS，推荐HEN/HPN → 定期营养门诊随访及营养监测

补充说明

📑 推荐老年人使用NRS 2002和/或MNA-SF作为老年围术期患者营养风险筛查工具。术前营养支持首选ONS，ONS以加餐或伴常规饮食的形式摄入。建议ONS每日至少提供400 kcal，其中至少30 g蛋白质。

📑 合并糖尿病的老年外科患者可适当放宽血糖控制，可选择糖尿病型肠内营养制剂；肥胖老年患者术前能量限制应适度，以保持骨骼肌量和运动能力。

📑 合并肝、肾功能不全者，在EN或PN配方中应选用添加支链氨基酸、肾用氨基酸；肿瘤型肠内营养可能使老年肿瘤患者临床获益。

📑 老年外科患者术后应用免疫营养素可能有助于术后加速康复，EN或PN中添加ω-3多不饱和脂肪酸有助于控制术后炎症，改善临床结局；推荐长期应用TPN的老年外科患者添加谷氨酰胺；应用微生态调节剂有助于改善临床结局；推荐添加免疫营养素时应用时间≥5 d。

📑 再喂养综合征高风险老年外科患者行序贯方式的EN，采取多种方式减少高误吸风险的老年外科患者发生吸入性肺炎，出现EN不耐受时应及时调整速率、剂量或制剂类型；老年外科患者接受PN时，需动态监测肝肾功能、水电解质、血糖和血脂水平，长期应用PN时，尤其要警惕中心静脉导管相关血流感染、肠外营养相关肝病。

📑 对于术后出现胃肠动力障碍的老年外科患者，出现胃排空障碍者先行PN，并尽早建立EN途径进行营养支持；麻痹性肠梗阻者应以PN为主，根据肠道耐受情况逐步增加EN剂量。

📑 术后出现吻合口瘘时，早期应以PN为主，根据肠道功能恢复和耐受情况行序贯肠内营养；术后消化道出血的老年患者，以液体复苏为主，出血控制后可早期应用EN。

📑 术后切口愈合不良和压疮的老年患者，推荐高蛋白口服营养补充，可考虑应用免疫增强型肠内营养。

参考文献

［1］中国研究型医院学会老年外科专业委员会.老年外科患者围手术期营养支持中国专家共识（2024版）［J］.中华消化外科杂志，2024，23（5）：629-641.

［2］中华医学会肠外肠内营养学分会，中国医药教育协会加速康复外科专业委员会.加速康复外科围术期营养支持中国专家共识（2019版）［J］.中华消化外科杂志，2019，18（10）：897-902.

［3］中华医学会肠外肠内营养学分会老年营养支持学组.中国老年患者肠外肠内营养应用指南（2020）［J］.中华老年医学杂志，2020，39（2）：119-132.

［4］中华医学会外科学分会，中华医学会麻醉学分会.中国加速康复外科临床实践指南（2021版）［J］.中国实用外科杂志，2021，41（9）：961-992.

第十八节　高龄患者心脏围术期营养管理流程图

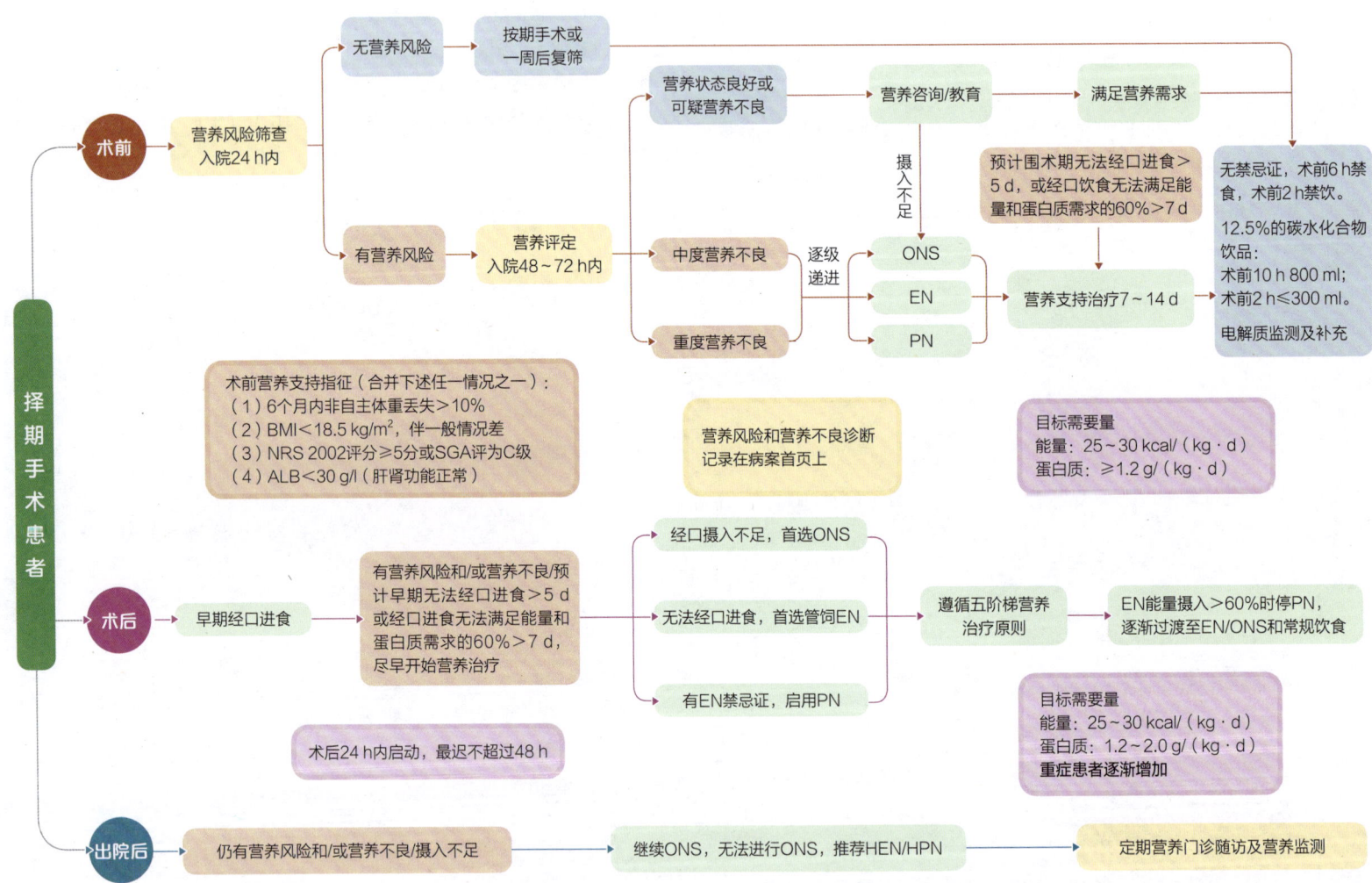

择期手术患者

术前

营养风险筛查 入院24 h内

无营养风险 → 按期手术或一周后复筛

有营养风险 → 营养评定 入院48~72 h内

营养状态良好或可疑营养不良 → 营养咨询/教育 → 满足营养需求

中度营养不良
重度营养不良

摄入不足 / 逐级递进 → ONS / EN / PN

营养支持治疗7~14 d

预计围术期无法经口进食＞5 d，或经口饮食无法满足能量和蛋白质需求的60%＞7 d

无禁忌证，术前6 h禁食，术前2 h禁饮。
12.5%的碳水化合物饮品：
术前10 h 800 ml；
术前2 h≤300 ml。
电解质监测及补充

术前营养支持指征（合并下述任一情况之一）：
（1）6个月内非自主体重丢失＞10%
（2）BMI＜18.5 kg/m²，伴一般情况差
（3）NRS 2002评分≥5分或SGA评为C级
（4）ALB＜30 g/l（肝肾功能正常）

营养风险和营养不良诊断记录在病案首页上

目标需要量
能量：25~30 kcal/（kg·d）
蛋白质：≥1.2 g/（kg·d）

术后

早期经口进食

有营养风险和/或营养不良/预计早期无法经口进食＞5 d或经口进食无法满足能量和蛋白质需求的60%＞7 d，尽早开始营养治疗

经口摄入不足，首选ONS
无法经口进食，首选管饲EN
有EN禁忌证，启用PN

遵循五阶梯营养治疗原则 → EN能量摄入＞60%时停PN，逐渐过渡至EN/ONS和常规饮食

术后24 h内启动，最迟不超过48 h

目标需要量
能量：25~30 kcal/（kg·d）
蛋白质：1.2~2.0 g/（kg·d）
重症患者逐渐增加

出院后

仍有营养风险和/或营养不良/摄入不足 → 继续ONS，无法进行ONS，推荐HEN/HPN → 定期营养门诊随访及营养监测

补充说明

术后胃肠道功能障碍患者

- AGI Ⅰ级：可选择初始速度20 ml/h的整蛋白EN配方；

  AGI Ⅱ～Ⅲ级：可选择初始速度10～15 ml/h的短肽型预消化EN配方；

  AGI Ⅳ级：暂不给予EN。

- 口服或EN无法达到60%能量需求时，适时给予PN。

- 当GRV＞250 ml/4 h时，使用促胃动力药物并将喂养速度减半；当GRV持续＞500 ml/6 h，应考虑幽门后喂养。

- 上消化道出血活动期需禁食，出血停止并确定不再出血时24～48 h开始EN。下消化道出血时，仍可给予EN。肠梗阻和肠缺血需暂停EN。

- 对于口服或EN无法达到60%能量需求的高龄患者，营养状况良好且病情稳定者，7 d后开始PN；存在轻-中度营养风险者，3～5 d开始PN；重度营养不良者，应尽快开始PN；如果存在严重代谢紊乱，则延迟PN。

术后重症患者

- 对于不能经口自主进食的危重患者，建议在危重症后24～48 h开始低剂量EN支持。血流动力学不稳定的患者需延迟EN，必要时考虑EN与PN结合的途径。

- 在高龄心脏术后患者发生危重症后的前7～10 d提供12～25 kcal/（kg·d）能量，从低能量开始，根据耐受程度逐渐加至目标。

- 对于高龄心脏外科术后重症患者，建议从较低剂量0.6～0.8 g/（kg·d）开始提供蛋白质，逐渐增加至目标量1.2～2.0 g/（kg·d）。

- 每日监测血磷水平。如发生低磷血症（血磷＜0.65 mmol/l，或EN开始的72 h内血磷下降＞0.16 mmol/l），减少能量＜500 kcal/d，补充磷酸盐，纠正电解质紊乱。EN开始前3 d肌肉注射硫胺素（维生素B_1）100～200 mg/d应成为常规。

参考文献

[1] 北京营养师协会，海峡两岸医药卫生交流协会老年病学专业委员会. 中国高龄患者心脏围术期营养评估专家共识［J］. 中华老年心血管病杂志，2023，25（4）：361-367.

[2] 中华医学会肠外肠内营养学分会，中国医药教育协会加速康复外科专业委员会. 加速康复外科围术期营养支持中国专家共识（2019版）［J］. 中华消化外科杂志，2019，18（10）：897-902.

[3] 中华医学会肠外肠内营养学分会. 成人围手术期营养支持指南［J］. 中华外科杂志，2016，54（9）：641-657.

[4] 中华医学会肠外肠内营养学分会老年营养支持学组. 中国老年患者肠外肠内营养应用指南（2020）［J］. 中华老年医学杂志，2020，39（2）：119-132.

[5] 中华医学会外科学分会，中华医学会麻醉学分会. 中国加速康复外科临床实践指南（2021版）［J］. 中国实用外科杂志，2021，41（9）：961-992.

第十九节 儿科围术期营养管理流程图

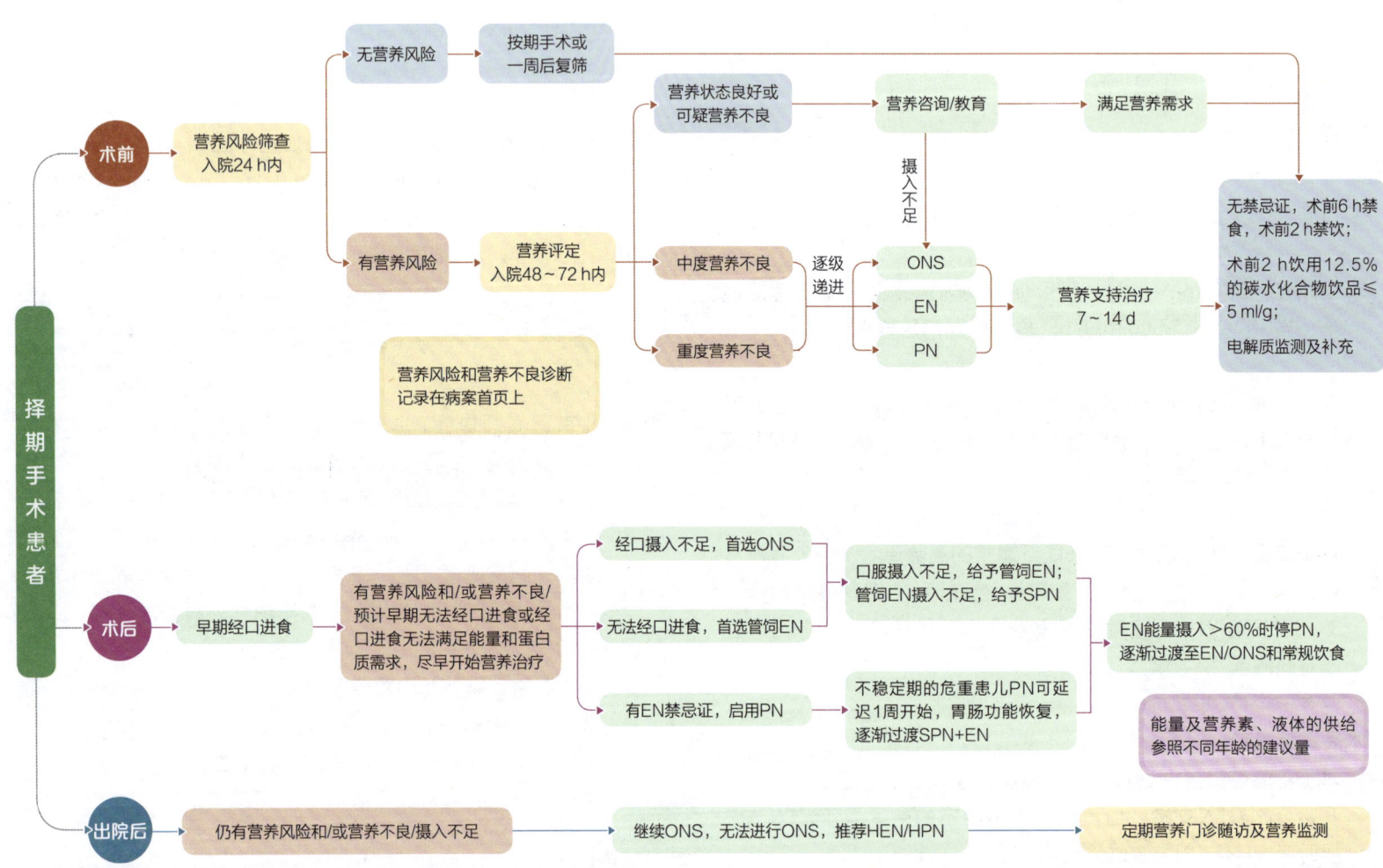

术前 营养风险筛查 入院24 h内

无营养风险 → 按期手术或一周后复筛

营养状态良好或可疑营养不良 → 营养咨询/教育 → 满足营养需求

摄入不足

有营养风险 → 营养评定 入院48～72 h内

中度营养不良
重度营养不良

逐级递进 → ONS / EN / PN → 营养支持治疗 7～14 d

无禁忌证，术前6 h禁食，术前2 h禁饮；术前2 h饮用12.5%的碳水化合物饮品≤5 ml/g；电解质监测及补充

营养风险和营养不良诊断记录在病案首页上

术后 早期经口进食

有营养风险和/或营养不良/预计早期无法经口进食或经口进食无法满足能量和蛋白质需求，尽早开始营养治疗

经口摄入不足，首选ONS

无法经口进食，首选管饲EN

口服摄入不足，给予管饲EN；管饲EN摄入不足，给予SPN

EN能量摄入>60%时停PN，逐渐过渡至EN/ONS和常规饮食

有EN禁忌证，启用PN

不稳定期的危重患儿PN可延迟1周开始，胃肠功能恢复，逐渐过渡SPN+EN

能量及营养素、液体的供给参照不同年龄的建议量

出院后 仍有营养风险和/或营养不良/摄入不足 → 继续ONS，无法进行ONS，推荐HEN/HPN → 定期营养门诊随访及营养监测

择期手术患者

▼ 补充说明

- 术前禁食时间：①新生儿和婴幼儿母乳≥4 h；②配方奶或牛奶≥6 h；③淀粉类固体食物≥6 h；④脂肪及肉类固体食物≥8 h。

- 术后营养支持的指征：①术前接受营养支持的患儿，术后应继续；②严重营养不良的患儿或急诊手术、限期手术患儿，术前未能进行营养支持，术后应进行；③术后估计超过5 d不能进食者；④术后出现严重并发症，需要长时间禁食，或存在代谢明显增加的患儿。

- 根据患儿年龄、营养状况、手术创伤特点、胃肠功能和进食时间等情况个体化应用EN和/或PN。婴幼儿EN首选母乳。对于不具备母乳喂养条件或特殊需要患儿，可采用人工喂养。

- 术后营养支持治疗应优先采用EN，当患儿无法经肠道摄取营养或EN摄入不足时，要给予SPN；对非消化道和非腹腔手术的患儿，推荐麻醉清醒后即可进食；对涉及消化道和腹腔手术的患儿，术后应尽早开始EN；在行PN时，应根据患儿病情提供恰当的能量及营养成分，注意防治PN并发症。

- 围术期营养管理需要多学科协作，营养诊疗应贯穿于首诊、围术期以及随访整个综合诊疗的全过程。

▼ 参考文献

［1］中华医学会肠外肠内营养学分会儿科学组，中华医学会小儿外科学分会新生儿外科学组，中华医学会小儿外科学分会肛肠学组，等. 儿童围术期营养管理专家共识［J］. 中华小儿外科杂志，2019，40（12）：1062-1070.

［2］中国心胸血管麻醉学会日间手术麻醉分会，中华医学会麻醉分会小儿麻醉学组. 儿童加速康复外科麻醉中国专家共识［J］. 中华医学杂志，2021，101（31）：2425-2432.

［3］中华医学会小儿外科分会，中华医学会麻醉分会小儿麻醉学组. 加速康复外科指导下的儿童围手术期处理专家共识［J］. 中华小儿外科杂志，2021，42（12）：1057-1065.

［4］史泽瑶，吴杨，李小文，等. ERAS协会《新生儿肠道手术围术期管理共识指南》解读［J］. 中国全科医学，2021，24（11）：1333-1338.

第二十节　减重与代谢外科围术期营养管理流程图

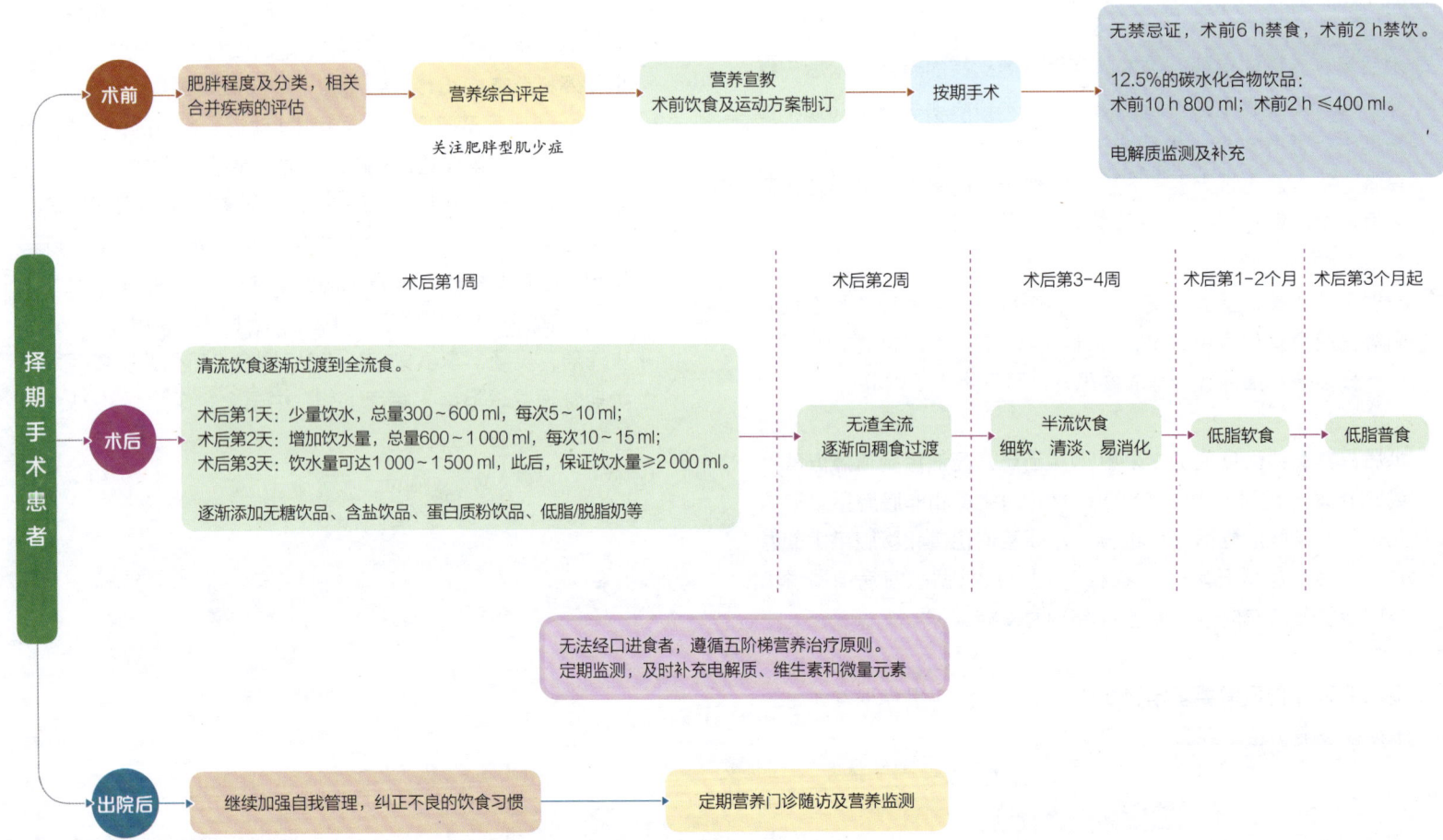

术前　肥胖程度及分类，相关合并疾病的评估 → 营养综合评定 → 营养宣教 术前饮食及运动方案制订 → 按期手术

关注肥胖型肌少症

无禁忌证，术前6 h禁食，术前2 h禁饮。

12.5%的碳水化合物饮品：
术前10 h 800 ml；术前2 h ≤400 ml。

电解质监测及补充

择期手术患者

术后第1周

术后

清流饮食逐渐过渡到全流食。

术后第1天：少量饮水，总量300～600 ml，每次5～10 ml；
术后第2天：增加饮水量，总量600～1 000 ml，每次10～15 ml；
术后第3天：饮水量可达1 000～1 500 ml，此后，保证饮水量≥2 000 ml。

逐渐添加无糖饮品、含盐饮品、蛋白质粉饮品、低脂/脱脂奶等

术后第2周：无渣全流 逐渐向稠食过渡

术后第3-4周：半流饮食 细软、清淡、易消化

术后第1-2个月：低脂软食

术后第3个月起：低脂普食

无法经口进食者，遵循五阶梯营养治疗原则。
定期监测，及时补充电解质、维生素和微量元素

出院后　继续加强自我管理，纠正不良的饮食习惯 → 定期营养门诊随访及营养监测

补充说明

📄 对于超级肥胖患者（BMI≥50 kg/m²），在接受减重手术前至少降低自身体质量5%以上，以降低手术风险。术前2~4周采用极低能量饮食600~800 kcal/d或低能量饮食800~1200 kcal/d。

📄 患者在接受减重手术前应进行全面的营养评估（身体质量指数、腰围、臀围、腰臀比、体脂率、内脏脂肪面积和肥胖合并症的数量等），包括微量元素和维生素水平的评估。

📄 术后饮食遵循"少食多餐、细嚼慢咽"的原则，建议每餐用时超过20分钟，避免因过快饮食导致的呕吐；对术后出现反酸、胸骨后灼痛症状的病人，避免高糖、浓茶等饮食，并养成进食后短时间内不躺卧、睡前半小时内不进食的习惯。

📄 术后重视蛋白质补充，每天蛋白质摄入至少60~80 g，或1.5~2.0 g/（kg·d）理想体质量（对应BMI为25 kg/m²）；推荐乳清蛋白高含量的补充剂，更利于人体吸收。重症肥胖患者的蛋白质补充量应更高，达到实际体重1.2 g/（kg·d）或理想体重2.0~2.5 g/（kg·d）。

📄 减重手术后应重视营养生化监测，常规补充维生素和矿物质。

📄 对于需要营养支持的减重手术患者，推荐采用间接测热法测定机体静息能量消耗值以确定患者能量目标需要量，避免过度喂养或喂养不足；无法实际测量患者能量消耗值时可采用预测公式来估算。也可采用体重公式计算法估算机体的能量目标需要量，对于体重指数30~50 kg/m²的患者按实际体重11~14 kcal/（kg·d）、体重指数>50 kg/m²的患者按理想体重22~25 kcal/（kg·d）供给。

📄 建议手术患者于术后第1、3、6、12个月定期随访复查，根据前期随访情况，必要时在术后第24、36个月继续随访并进行长期追踪。

参考文献

[1] 中国医师协会外科医师分会肥胖和糖尿病外科医师委员会（CSMBS）.精准肥胖代谢外科手术中国专家共识（2022版）[J].中华胃肠外科杂志，2022，25（10）：841-851.

[2] 上海市普通外科临床质量控制中心，上海医师协会外科学分会减重及代谢外科医师工作组.上海市减重与代谢外科手术管理规范（2023版）[J].中国实用外科杂志，2022，42（12）：1358-1363.

[3] 中华医学会外科学分会，中华医学会麻醉学分会.中国加速康复外科临床实践指南（2021版）[J].中国实用外科杂志，2021，41（9）：961-992.

[4] WEIMANN A，BRAGA M，CARLI F，et al. ESPEN practical guideline：Clinical nutrition in surgery [J]. Clin Nutr，2021，40（7）：4745-4761.

[5] 中华医学会肠外肠内营养学分会.成人围手术期营养支持指南[J].中华外科杂志，2016，54（9）：641-657.

第二十一节 围术期成人口服营养补充临床实践流程图

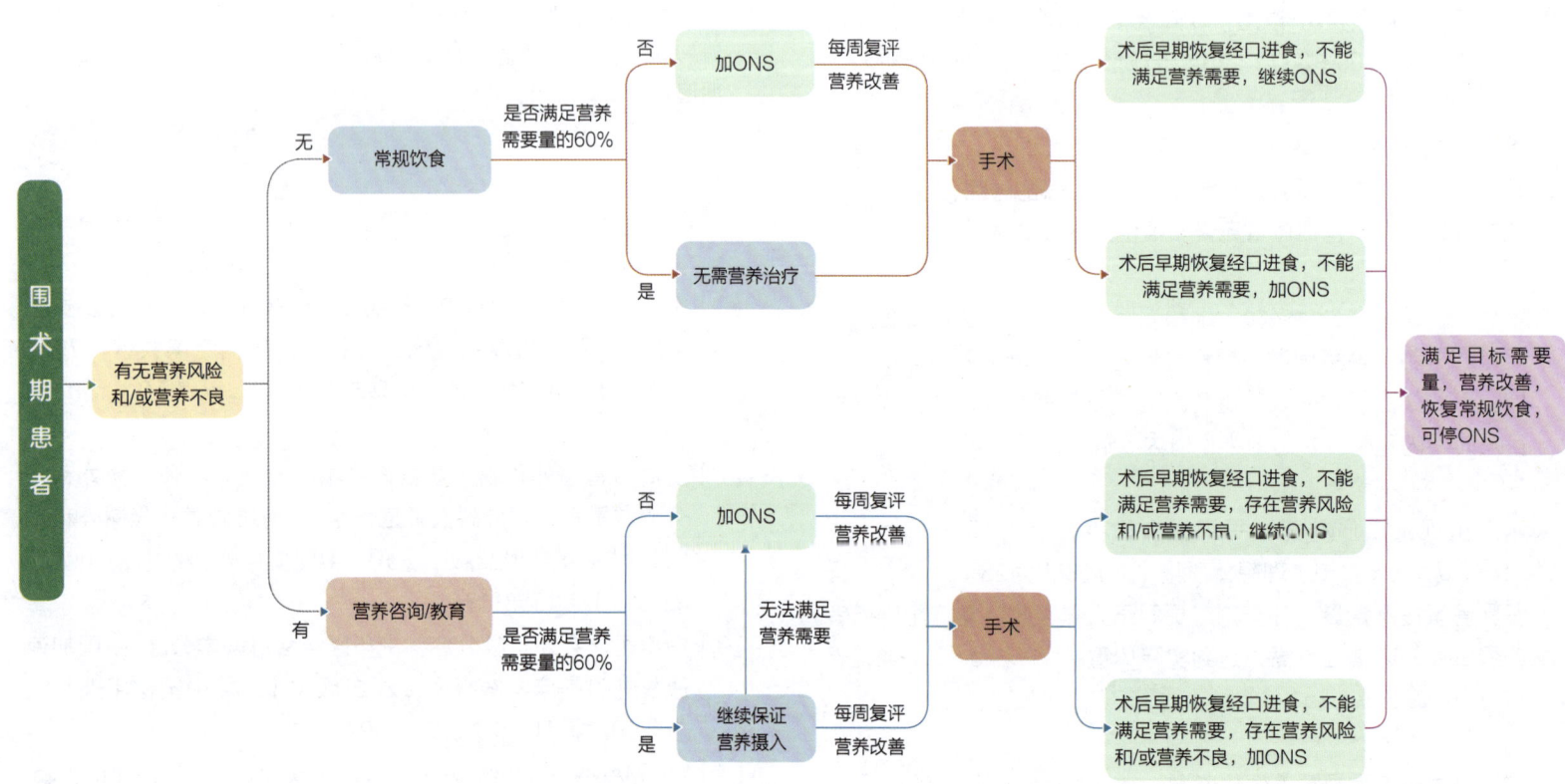

围术期患者 → 有无营养风险和/或营养不良

无 → 常规饮食 → 是否满足营养需要量的60%
- 否 → 加ONS → 每周复评 营养改善
- 是 → 无需营养治疗

→ 手术
- 术后早期恢复经口进食，不能满足营养需要，继续ONS
- 术后早期恢复经口进食，不能满足营养需要，加ONS

有 → 营养咨询/教育 → 是否满足营养需要量的60%
- 否 → 加ONS → 每周复评 营养改善
- 是 → 继续保证营养摄入 → 每周复评 营养改善（无法满足营养需要 → 加ONS）

→ 手术
- 术后早期恢复经口进食，不能满足营养需要，存在营养风险和/或营养不良，继续ONS
- 术后早期恢复经口进食，不能满足营养需要，存在营养风险和/或营养不良，加ONS

→ 满足目标需要量，营养改善，恢复常规饮食，可停ONS

补充说明

适应证

存在营养风险和/或营养不良、常规饮食无法满足营养需要、预计围术期无法经口进食＞5 d，或无法摄入能量和蛋白质目标需要量的60%＞7 d的患者。

推荐剂量：除每天的日常饮食外，每日的ONS剂量应达到400～900 kcal。

术前营养

（1）推荐有适应证的患者至少接受术前ONS 7 d，推荐在门诊就诊时开始实施ONS。

（2）无营养不良或轻-中度营养不良的患者，不建议延迟手术进行营养干预。

（3）重度营养不良患者可推迟手术10～14 d行营养干预，首选ONS。

（4）术前ONS可选择免疫营养制剂或高蛋白制剂（2～3次/d，每次至少18 g蛋白质）。

术后营养

（1）推荐术后患者早期恢复经口进食（＜24 h），早期接受ONS。

（2）建议所有大手术后的患者都采用术后高蛋白经口营养补充，以满足能量和营养的需求，特别是既往营养不良、老年及肌少症患者。

（3）营养不良的癌症患者在接受大型癌症手术后，应在围术期或术后给予免疫营养制剂。

（4）推荐在患者恢复日常饮食且摄入量满足机体营养需求时停止ONS。

出院后营养

（1）经口进食不能满足日常所需80%能量的患者出院前应行营养状况再评估，必要时，出院后应继续行营养支持。

（2）重度营养不良、行四级手术后的患者及术后需要放化疗的癌症患者，推荐出院后继续行ONS干预2周至数月。

参考文献

［1］中华医学会肠外肠内营养学分会. 成人口服营养补充专家共识［J］. 消化肿瘤杂志（电子版），2017，9（3）：151-155.

［2］中国抗癌协会肿瘤营养专业委员会. 口服营养补充的指南更新［J］. 肿瘤代谢与营养电子杂志，2023，10（1）：64-68.

［3］康军仁，于康，中国营养学会肿瘤营养管理分会. 肿瘤患者口服营养补充制剂选择专家共识（2024版）［J］. 中华临床营养杂志，2024，32（5）：279-288.

［4］熊照玉，柯卉，李素云，等. 围手术期患者口服营养补充的最佳证据总结［J］. 中华护理杂志，2021，56（2）：283-288.

第二十二节　围术期成人肠内肠外营养临床实践流程图

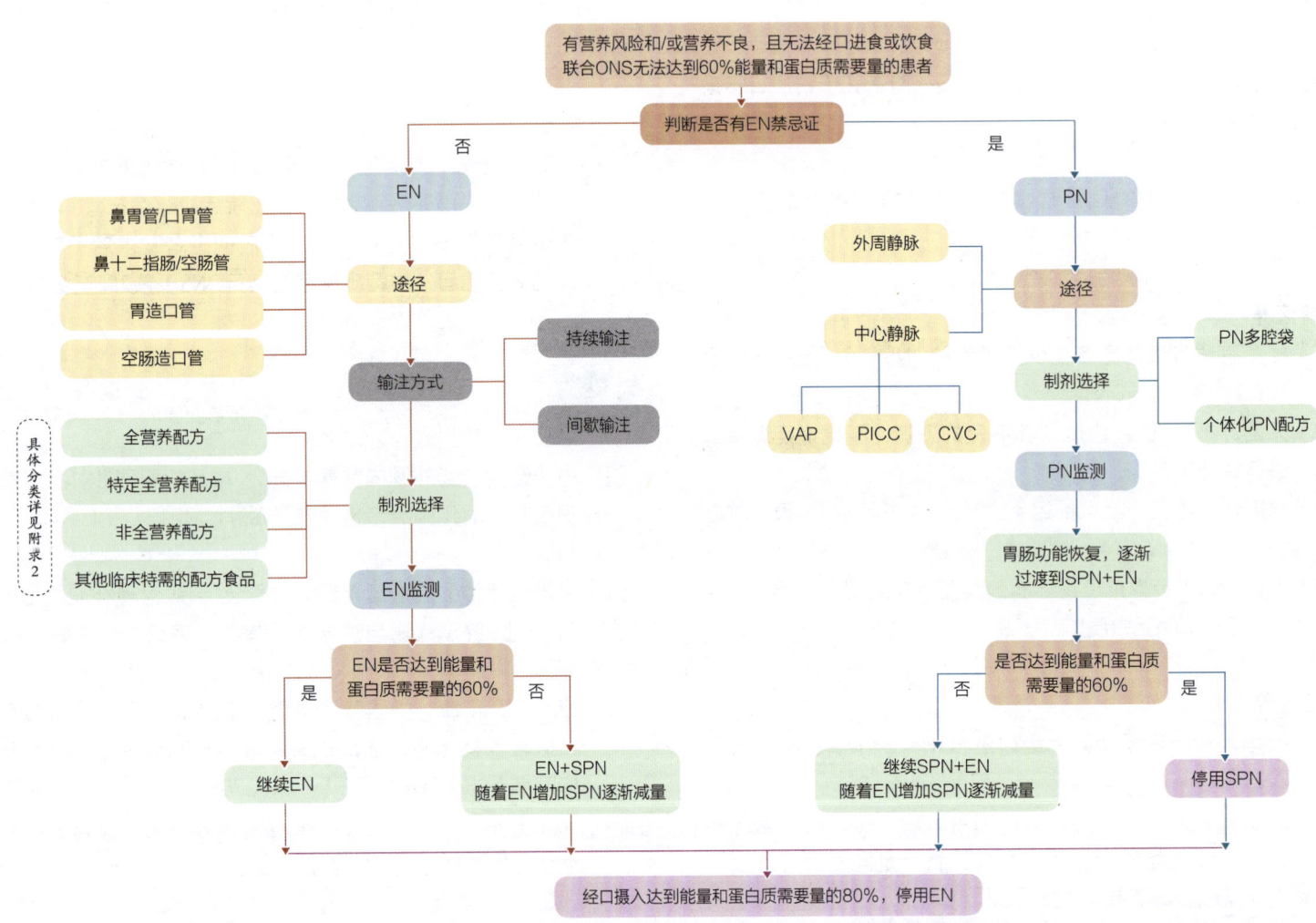

有营养风险和/或营养不良，且无法经口进食或饮食联合ONS无法达到60%能量和蛋白质需要量的患者

判断是否有EN禁忌证

否 — EN

是 — PN

EN分支：

鼻胃管/口胃管
鼻十二指肠/空肠管
胃造口管
空肠造口管

途径

输注方式 — 持续输注 / 间歇输注

具体分类详见附录2

全营养配方
特定全营养配方
非全营养配方
其他临床特需的配方食品

制剂选择

EN监测

EN是否达到能量和蛋白质需要量的60%

是 — 继续EN

否 — EN+SPN 随着EN增加SPN逐渐减量

PN分支：

外周静脉
中心静脉 — VAP　PICC　CVC

途径

制剂选择 — PN多腔袋 / 个体化PN配方

PN监测

胃肠功能恢复，逐渐过渡到SPN+EN

是否达到能量和蛋白质需要量的60%

否 — 继续SPN+EN 随着EN增加SPN逐渐减量

是 — 停用SPN

经口摄入达到能量和蛋白质需要量的80%，停用EN

补充说明

EN适应证

（1）不能经口进食、摄食不足或有摄食禁忌者，如口腔、咽峡部或食管肿瘤术后者；烧伤、化学性损伤等造成的吞咽困难者；因疾病导致营养素需要量增加而摄食不足如烧伤、创伤的患者；由于脑血管意外及咽反射丧失而不能吞咽，脑外伤导致中枢神经紊乱、知觉丧失而不能吞咽者。

（2）胃肠道疾病，包括胃肠道手术、短肠综合征、胃肠道瘘、炎性肠道疾病、吸收不良综合征、胰腺疾病、结肠手术与诊断准备、神经性厌食或胃瘫等。

（3）胃肠外疾病，包括手术前后、肿瘤放、化疗中及肝、肾功能衰竭等。

下列情况不宜应用EN

（1）严重应激状态、上消化道活动性出血、顽固性呕吐、严重腹泻或腹膜炎。

（2）完全性肠梗阻及严重胃肠动力障碍。

下列情况应慎用EN

（1）吸收不良综合征及长期少食衰弱的患者。

（2）小肠缺乏足够吸收面积的空肠瘘的患者。

（3）休克或昏迷者。

（4）胃大部切除后产生倾倒综合征的患者。

接受EN治疗的患者应进行误吸风险评估；对高危患者，可采取以下干预措施：①由胃内喂养改为幽门后喂养；②由间歇性改为持续喂养；③定期口腔护理；④使用促胃肠动力药物。

PN适用于以下情况

（1）无法通过口服和/或肠内途径满足其营养需求的患者。

（2）对于需要营养支持治疗的患者，若EN提供的能量和蛋白质低于机体目标需要量的60%，通过SPN增加能量及蛋白质摄入量，以降低或避免喂养不足，改善临床结局。

（3）对于肠功能衰竭、短肠综合征、肠缺血、高流量瘘及腹腔间室综合征等患者，建议使用PN；PN可改善晚期肿瘤患者的营养不良状态。

参考文献

[1] 中华医学会肠外肠内营养学分会.中国成人患者肠外肠内营养临床应用指南（2023版）［J］.中华医学杂志，2023，103（13）：946-974.

[2] WEIMANN A，BRAGA M，CARLI F，et al. ESPEN practical guideline：Clinical nutrition in surgery［J］. Clin Nutr，2021，40（7）：4745-4761.

第二十三节　围术期成人重症肠内肠外营养临床实践流程图

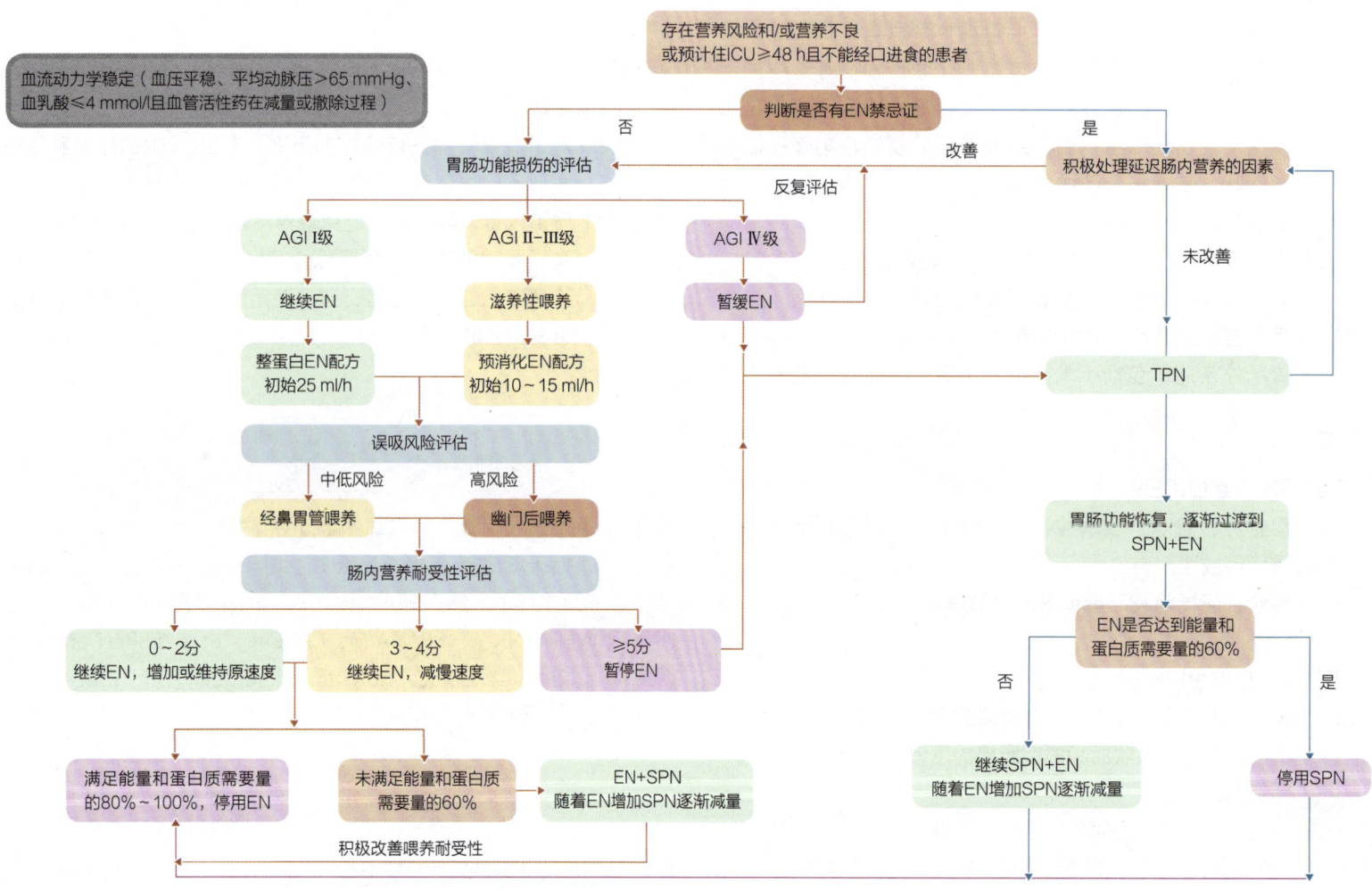

血流动力学稳定（血压平稳、平均动脉压＞65 mmHg、血乳酸≤4 mmol/l且血管活性药在减量或撤除过程）

存在营养风险和/或营养不良或预计住ICU≥48 h且不能经口进食的患者

判断是否有EN禁忌证

否　是

积极处理延迟肠内营养的因素

改善

胃肠功能损伤的评估

反复评估

AGI I级　AGI II–III级　AGI IV级

继续EN　滋养性喂养　暂缓EN

整蛋白EN配方初始25 ml/h　预消化EN配方初始10～15 ml/h

未改善

TPN

误吸风险评估

中低风险　高风险

经鼻胃管喂养　幽门后喂养

胃肠功能恢复，逐渐过渡到SPN+EN

肠内营养耐受性评估

0～2分继续EN，增加或维持原速度　3～4分继续EN，减慢速度　≥5分暂停EN

EN是否达到能量和蛋白质需要量的60%

否　是

满足能量和蛋白质需要量的80%～100%，停用EN　未满足能量和蛋白质需要量的60%　EN+SPN随着EN增加SPN逐渐减量

继续SPN+EN随着EN增加SPN逐渐减量　停用SPN

积极改善喂养耐受性

重症患者早期肠内营养

成年重症患者若无法经口进食，早期EN应在48 h内开展而不是延迟进行。

下列患者可开展早期EN

（1）体外膜肺氧合（extracorporeal membrane oxygenation，ECMO）。

（2）创伤性脑损伤。

（3）脑卒中（缺血或出血性）。

（4）脊髓损伤。

（5）急性重症胰腺炎。

（6）胃肠道手术后。

（7）腹主动脉术后。

（8）存在胃肠道连续性受损或重建的腹部外伤。

（9）使用神经肌肉接头拮抗药物。

（10）俯卧位。

（11）腹腔开放。

（12）腹泻患者，无论是否存在肠鸣音，除怀疑肠缺血或肠梗阻外。

下列患者应延迟EN

（1）当休克未控制，血流动力学未稳定或组织灌注不足，然而在液体复苏或使用升压药（或强心药）使休克获得控制时可行低剂量EN，但应密切关注是否有肠缺血征象。

（2）未控制的致命性低氧血症、高碳酸血症或酸中毒，在患者血氧稳定、酸碱代谢代偿时可开展EN。

（3）上消化道活动性出血，当出血停止且无再出血征兆时，可开展EN。

（4）显著的肠缺血。

（5）高流量小肠瘘，若瘘的远端无法获得可靠的喂养途径。

（6）腹腔间室综合征。

（7）胃肠减压引流量＞500 ml/6 h。

下列患者应开展低剂量EN

（1）低温治疗，EN剂量随复温逐渐增加。

（2）腹内高压不伴腹腔间室综合征，若在进行EN的过程中腹内压进一步升高，应考虑暂时减量或停止。

（3）急性肝功能衰竭，当急性、致命性代谢紊乱获得控制，无论肝性脑病的程度大小。

误吸风险高的患者，应通过幽门后，主要是空肠途径进行EN。以下患者存在高误吸风险：气道缺乏保护，机械通气，年龄＞70岁，意识水平下降，口腔护理差，护理不足及间歇单次EN。

重症患者PN应用

（1）严重营养不良患者若存在EN禁忌证，应早期开展PN并逐步达标而不是无营养治疗。

（2）当患者入ICU第1周内无法耐受全量EN，应个体化评估PN

的安全性与有效性。

（3）存在经口营养治疗和EN的禁忌证时，应在3～7 d内开展PN。

（4）尝试所有能改善EN耐受的方法都无法奏效时，应开展PN。

（5）为满足底物代谢，应每日在PN中添加微量营养素（如微量元素和维生素）。

能量和蛋白质的目标需要量

（1）若使用估算公式计算能量目标需要量，应在入ICU的首周内使用低能量营养（＜70%能量消耗估计值）而非等能量营养。

（2）急性病变早期应使用低能量营养（≤70%能量消耗估计值）。

（3）入ICU第3天后，能量摄入应达到测得能量消耗的80%～100%。

（4）重症患者蛋白质摄入量应逐步达到1.3 g/（kg·d）。

所有重症患者都应进行维生素D［25（OH）D］评估，以发现是否存在维生素D缺乏或不足的风险。

再喂养综合征的监控

（1）入ICU第1周内，每天应至少检测1次电解质（钾、镁、磷）。

（2）存在再喂养低磷血症（＜0.65 mmol/l或丢失＞0.16 mmol/l）的病人，每日应复查电解质2～3次，并在需要时补充。

（3）再喂养低磷血症病人的能量补充应在48 h内进行限制，之后再逐渐增量。

手术患者

（1）腹部或食管手术后，应早期开展EN而非延期使用。

（2）腹部或食管手术后出现严重外科并发症的重症患者无法经口进食，应开展EN（而非PN），除消化道连续性中断或梗阻或出现腹腔间室综合征者。

（3）对于未修复的吻合口瘘、内瘘或外瘘患者，应在病变远端寻找营养实施途径以开展EN。

（4）对于未修复的吻合口瘘、内瘘或外瘘患者，病变远端无法实施营养支持途径时，应停止EN计划并开始PN。

（5）对于高流量的造口或瘘，应评估食糜回输或肠灌注的可行性，并在适当的条件下进行。

参考文献

[1] 浙江省医学会重症医学分会. 中国重症患者肠外营养治疗临床实践专家共识（2024）[J]. 中华危重病急救医学, 2024, 36（7）：673-680.

[2] 张知格, 严明月, 谈善军, 等.《ESPEN重症病人营养指南（2023版）》更新解读 [J]. 中国实用外科杂志, 2023, 43（12）：1335-1343.

[3] 亚洲急危重症协会中国腹腔重症协作组. 重症病人胃肠功能障碍肠内营养专家共识（2021版）[J]. 中华消化外科杂志, 2021, 20（11）：1123-1136.

[4] 中华医学会肠外肠内营养学分会. 中国成人患者肠外肠内营养临床应用指南（2023版）[J]. 中华医学杂志, 2023, 103（13）：946-974.

[5] 中华医学会神经外科分会, 中国神经外科重症管理协作组. 中国神经外科重症患者营养治疗专家共识（2022版）[J]. 中华医学杂志, 2022, 102（29）：2236-2255.

[6] 米元元, 黄海燕, 尚游, 等. 中国危重症患者肠内营养支持常见并发症预防管理专家共识（2021版）[J]. 中华危重病急救医学, 2021, 33（8）：897-912.

第二十四节　围术期儿科肠内肠外营养临床实践流程图

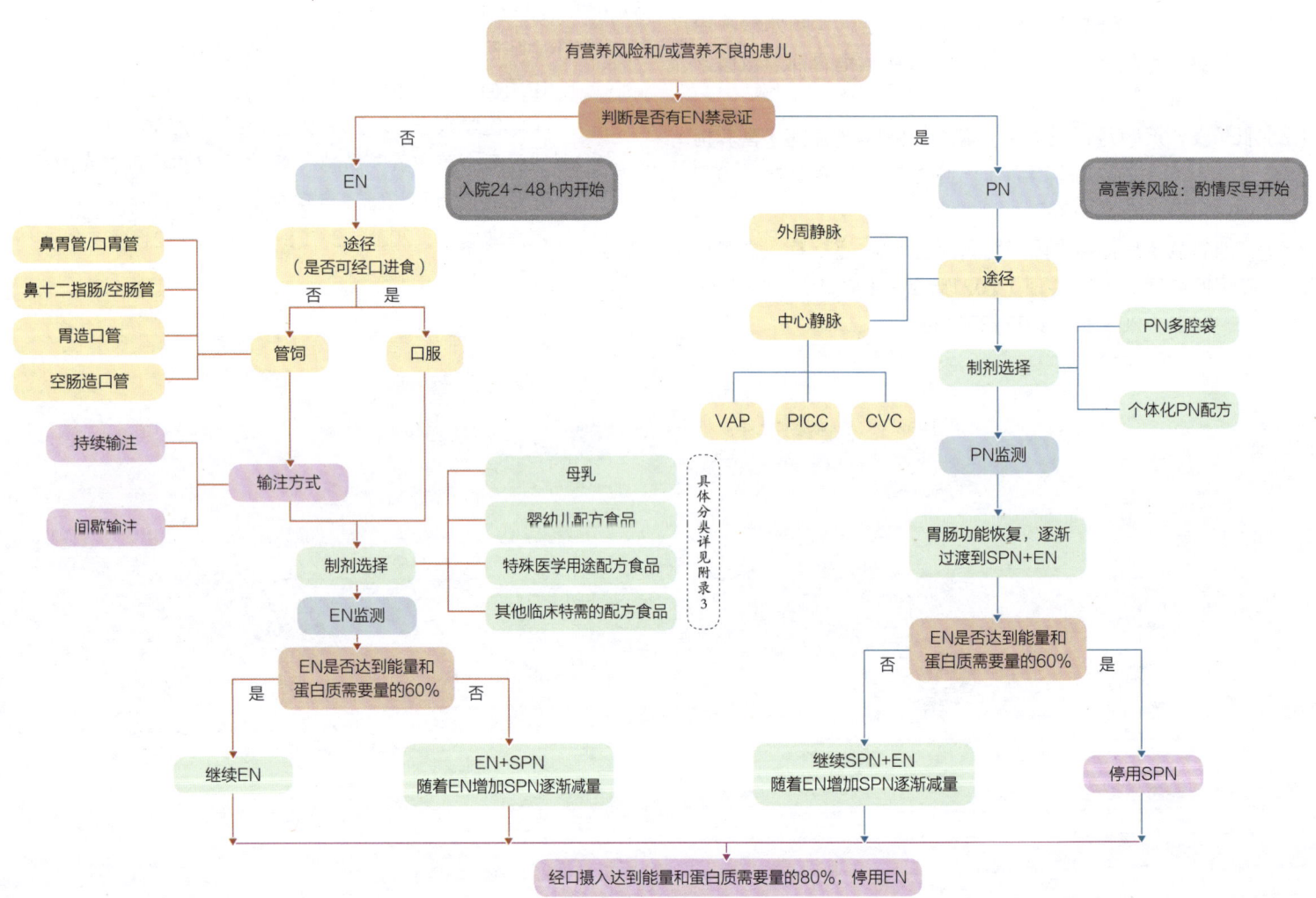

有营养风险和/或营养不良的患儿

判断是否有EN禁忌证

否　　　　　　　　　　　是

EN　　入院24～48 h内开始　　　　　PN　　高营养风险：酌情尽早开始

鼻胃管/口胃管
鼻十二指肠/空肠管
胃造口管
空肠造口管

途径
（是否可经口进食）

否　　是

管饲　　口服

持续输注
间歇输注

输注方式

母乳
婴幼儿配方食品
特殊医学用途配方食品
其他临床特需的配方食品

具体分类详见附录3

制剂选择

EN监测

EN是否达到能量和
蛋白质需要量的60%

是　　　　　　否

继续EN

EN+SPN
随着EN增加SPN逐渐减量

外周静脉
中心静脉

途径

VAP　PICC　CVC

制剂选择

PN多腔袋
个体化PN配方

PN监测

胃肠功能恢复，逐渐
过渡到SPN+EN

EN是否达到能量和
蛋白质需要量的60%

否　　　　　是

继续SPN+EN
随着EN增加SPN逐渐减量

停用SPN

经口摄入达到能量和蛋白质需要量的80%，停用EN

围术期全程营养管理流程速查手册

074

补充说明

重症患儿的营养

推荐以身高别体重的Z评分和BMI的Z评分评估营养状况；营养异常与病死率增加相关。

建议营养风险筛查使用PYMS量表，也可使用STRONGkids或STAMP量表。

有条件时采用IC法测定静息能量消耗（REE）；如果选用公式法，建议用Schofield公式；建议1～8岁儿童以50 kcal/（kg·d）或5～12岁儿童以880 kcal/d作为急性期预估能量消耗参考目标值。

只要胃肠道可以利用，推荐尽早开始EN；早期EN对降低病死率有益。使用血管活性药时行EN的不良反应多数是可接受的。

在降低PICU患儿病死率方面，EN蛋白供给量比能量更值得重视，建议蛋白1.5 gkcal/（kg·d）可作为最低摄入参考值。

危重患儿选择水解配方粉较为常见，未发现高能量、高蛋白配方粉能缩短机械通气时间和住PICU时间。

幽门后喂养与经胃喂养相比，持续喂养与间断喂养相比，幽门后喂养或持续喂养均更容易实现目标能量，均不减少误吸或呼吸机相关肺炎的发生；经胃比经幽门后途径能更早实施EN。

不推荐EN常规添加免疫增强剂。

补充性PN：营养风险不高、EN未达到目标能量，1周后添加PN不增加病死率，可减少新发感染、缩短住PICU时间，但易发生低血糖事件。

不推荐PN常规添加谷氨酰胺。

参考文献

［1］危重症儿童营养评估及支持治疗指南（中国）工作组，钱素云，陆国平，等.危重症儿童营养评估及支持治疗指南（2018，中国，标准版）［J］.中国循证儿科杂志，2018，13（1）：1-29.

［2］中华医学会肠外肠内营养学分会儿科学组，中华医学会儿科学分会新生儿学组，中华医学会小儿外科学分会新生儿外科学组，等.中国新生儿营养支持临床应用指南［J］.中华小儿外科杂志，2013，34（10）：782-787.

［3］中华医学会肠外肠内营养学分会儿科协作组.中国儿科肠内肠外营养支持临床应用指南［J］.中华儿科杂志，2010，48（6）：436-441.

［4］欧洲儿科胃肠肝病与营养学会，欧洲临床营养与代谢学会，欧洲儿科研究学会，等.儿科肠外营养指南（2016版）推荐意见节译［J］.中华儿科杂志，2018，56（12）：885-896.

常用营养筛查与评定量表

第一节 营养风险筛查2002 (NRS 2002)

科室：　　　床号：　　　姓名：　　　性别：　　　住院号：

身高（cm）：　　　体重（kg）：　　　BMI（kg/m²）：　　　年龄：

评分项目		分值
	□ 正常营养状态	0分
营养状况受损	□ 3个月内体重丢失>5%；或近1周进食量比正常需要量减少25%~50%	1分
	□ 2个月内体重丢失>5%；或近1周进食量比正常需要量减少50%~75%	2分
	□ 1个月内体重丢失>5%（3个月内>15%）；或近1周进食量比正常需要量减少75%~100%；或BMI<18.5 kg/m²伴一般情况差	3分
	□ 正常营养需求	0分
疾病严重程度	□ 髋骨折 □ 慢性疾病有急性并发症（肝硬化、慢性阻塞性肺疾病） □ 长期血液透析 □ 糖尿病 □ 恶性肿瘤 □ 或慢性疾病患者因出现并发症而住院治疗，患者虚弱但能起床活动，蛋白质需要量略有增加，但大多数情况下可以通过经口膳食或补充剂来弥补	1分
	□ 腹部大手术 □ 脑卒中 □ 重度肺炎 □ 血液恶性肿瘤 □ 或因疾病而卧床的患者，如大手术后或严重感染，蛋白质需要量显著增加，但大多数仍可以通过人工营养得到满足	2分
	□ 颅脑损伤 □ 骨髓移植 □ 重症监护的患者（APACHE>10） □ 或接受呼吸机支持、血管活性药物等治疗的重症患者，蛋白质需求明显增加，蛋白质需求不能被人工营养满足，但营养支持可以减缓蛋白质分解及氮消耗	3分
年龄	<70岁	0分
	≥70岁	1分

得分：　　　分

筛查结果：□ <3分　　无营养风险，一周后复筛

　　　　　□ ≥3分　　有营养风险，制订营养支持治疗计划

筛查日期：　　　年　　　月　　　日

筛查者签名：

注：适用对象为18~90岁，住院1天以上，次日8时前未行手术者，神志清者。

第二节 术前营养筛查(PONS)

科室:　　　床号:　　　姓名:　　　性别:　　　年龄:　　　住院号:

身高(cm):　　　体重(kg):　　　BMI(kg/m²):

评分项目	评分情况	分值
1. BMI<18.5 kg/m²(若年龄>65岁，BMI<20.0 kg/m²)	是	1
	否	0
2. 6个月内非自主体重丢失>10%	是	1
	否	0
3. 近1周进食量少于原来的50%	是	1
	否	0
4. 满足以上三项中的任何一项，和/或血清白蛋白<30 g/l	是	1
	否	0

得分:　　　分

筛查结果:　□ 0分　　低营养风险
　　　　　　□ ≥1分　　高营养风险

筛查日期:　　　年　月　日

筛查者签名:

第三节 微型营养评定简表 (MNA-SF)

科室:　　　　　床号:　　　　　姓名:　　　　　性别:　　　　　年龄:　　　　　住院号:

身高 (cm):　　　体重 (kg):　　　BMI (kg/m²):

筛查项目		评分情况	分值
1. 过去3个月内有没有因为食欲不振、消化不良、咀嚼或吞咽困难而减少食量?		食量严重减少	0
		食量中度减少	1
		食量没有减少	2
2. 过去3个月内体重下降的情况		体重下降>3 kg	0
		不知道	1
		体重下降1~3 kg	2
		体重没有下降	3
3. 活动能力		需卧床或坐轮椅	0
		可以下床或离开轮椅，但不能外出	1
		可以外出	2
4. 过去3个月内有没有受到心理创伤或患上急性疾病		有	0
		没有	2
5. 精神心理问题		严重痴呆或抑郁	0
		轻度痴呆	1
		没有精神心理问题	2
6.1 BMI/ (kg·m⁻²)		<19	0
		19~<21	1
		21~<23	2
		≥23	3
如不能取得BMI，请以问题6.2代替6.1 如已完成问题6.1，请不要回答问题6.2。	6.2 小腿围 (CC) /cm	CC<31	0
		CC≥31	3

得分:　　　分

筛查结果: 选项分数 (最高14分)

□ 0~7分　　营养不良
□ 8~11分　有营养不良的风险
□ 12~14分　正常营养状况

筛查者签名:　　　　　　　　　筛查日期:　　　年　　月　　日

注: 适用对象为老年人。

第四节 营养不良通用筛查工具（MUST）

科室： 床号： 姓名： 性别： 年龄： 住院号：

身高（cm）： 体重（kg）： BMI（kg/m²）：

评分内容	评分情况	分值
1. BMI/（kg·m⁻²）	>20.0	0
	18.5～20.0	1
	<18.5	2
2. 过去3～6个月非自主体重丢失的情况	体重丢失<5%	0
	体重丢失5%～10%	1
	体重丢失>10%	2
3. 急性疾病影响分数	无急性疾病状态并且有营养摄入	0
	处于急性疾病状态，并且已经或者可能≥5 d无营养摄入	2

得分： 分

筛查结果：□ 0分 低营养不良风险，临床常规处理，无需营养干预

□ 1分 中营养不良风险，连续3天记录饮食摄入量，一周后复筛

□ ≥2分 高营养不良风险，制订营养治疗计划

筛查者签名： 筛查日期： 年 月 日

第五节 重症患者营养风险评分（NUTRIC）

科室：　　　床号：　　　姓名：　　　性别：　　　年龄：　　　住院号：

身高（cm）：　　　体重（kg）：　　　BMI（kg/m²）：

评分项目	范围	分值
1. 年龄/岁	<50	0
	50~75	1
	≥75	2
2. APACHE Ⅱ评分/分	<15	0
	15~<20	1
	20~28	2
	≥28	3
3. SOFA评分/分	<6	0
	6~10	1
	≥10	2
4. 并发症的数量/个	0~1	0
	≥2	1
5. 入住ICU前的住院天数/d	<1	0
	≥1	1
6. IL-6/（ng·l⁻¹）	<400	0
	≥400	1

得分：　　　分

评分结果：　有IL-6数据　□ 0~5分为低风险　□ 6~10分为高风险
　　　　　　除外IL-6　　□ 0~4分为低风险　□ 5~9分为高风险

注：APACHE Ⅱ为急性生理与慢性健康评分；SOFA为序贯器官功能障碍评分；IL-6为白细胞介素-6。

筛查日期：　　　年　月　日

筛查者签名：

第六节 主观全面评定（SGA）

科室： 床号： 住院号：

身高（cm）： 体重（kg）： 姓名： 性别： 年龄：

BMI（kg/m²）：

指标	A级	B级	C级
1. 近期（2周）体重改变或6个月内体重变化	□无/升高 □减少＜5％或稳定	□减少＜5％ □减少5％~10%	□减少≥5% □减少≥10%并还在持续
2. 摄食改变	□无明显变化	□减少	□不进食/低热量流食
3. 胃肠道症状（持续2周）	□无	□轻度恶心、呕吐	□严重恶心、呕吐
4. 活动能力改变	□无减退	□能下床走动	□卧床
5. 应激反应	□无	□轻-中度应激	□高度应激
6. 肌肉消耗	□无	□轻-中度消耗	□重度消耗
7. 肱三头肌皮褶厚度	□正常	□轻-中度减少	□重度减少
8. 足踝部水肿	□无	□轻-中度水肿	□重度水肿

上述8项中，至少5项属于C或B级者，才可分别评定为重度或轻-中度营养不良。

营养评估：□ 营养良好（大部分是A，或明显改善）
　　　　　□ 轻-中度营养不良（B）
　　　　　□ 重度营养不良（大部分是C，明显的躯体症状）

评定者签名：　　　　　　　　评定日期：　　年　月　日

第七节 微型营养评定全表（MNA）

科室：　　　　床号：　　　　姓名：　　　　性别：　　　　年龄：　　　　住院号：

身高（cm）：　　　体重（kg）：　　　BMI（kg/m²）：

MNA第一部分		
筛查项目	评分情况	分值
1. 过去3个月内有没有因为食欲不振、消化不良、咀嚼或吞咽困难而减少食量？	严重减少	0
	中度减少	1
	没有减少	2
2. 过去3个月内体重下降的情况	下降>3 kg	0
	不知道	1
	下降1~3 kg	2
	没有下降	3
3. 活动能力	需卧床或坐轮椅	0
	可以下床或离开轮椅，但不能外出	1
	可以外出	2
4. 过去3个月内有没有受到心理创伤或患上急性疾病	有	0
	没有	2
5. 精神心理问题	严重痴呆或抑郁	0
	轻度痴呆	1
	没有精神心理问题	2
6. BMI/（kg·m⁻²）	<19	0
	19~<21	1
	21~<23	2
	≥23	3

选项分数（最高14分）

□ ≤11分继续进行第二部分的评定

□ 12~14分无营养不良风险，不需要完成第二部分的评定

（续表）

	MNA第二部分	
评定项目	评分情况	分值
7. 是否具备独立生活能力？（不在疗养院或医院）	否	0
	是	1
8. 每天需服用3种以上的处方药物？	是	0
	否	1
9. 是否有压力性疼痛或皮肤溃疡？	是	0
	否	1
10. 每天吃多少次主餐？	1	0
	2	1
	3	2
11. 蛋白质摄取量指标 *每天进食至少1份乳制品（牛奶、芝士或乳酪）□是 □否 *每周进食2份以上的豆类或蛋类 □是 □否 *每天均进食肉类、鱼类或家禽类 □是 □否	0或1个[是]	0
	2个[是]	0.5
	3个[是]	1
12. 每天有进食2份或以上的蔬菜或水果？	否	0
	是	1
13. 每天喝多少流质（水、果汁、咖啡、茶、牛奶）？（一杯=240 ml）	少于3杯	0
	3～5杯	0.5
	多于5杯	1
14. 进食模式	需辅助才能进食	0
	能自己进食但稍有困难	1
	能自行进食	2
15. 自我评估营养状况	自觉营养不良	0
	不清楚自我的营养状况	1
	自觉没有营养问题	2

（续表）

MNA第二部分		
评定项目	评分情况	分值
16. 与同龄人相比，你如何评价自己的健康状况？	比别人差	0
	不知道	0.5
	和别人一样	1
	比别人更好	2
17. 上臂中点臂围（MAC）/cm	MAC<21	0
	MAC 21~22	0.5
	MAC>22	1
18. 小腿围（CC）/cm	<31	0
	≥31	1

筛查分数（第一部分最高14分）：＿＿＿

评定分数（第二部分最高16分）：＿＿＿

合计总分数（最高30分）：＿＿＿

结果判定：□ 总评定分数<17分　　营养不良

　　　　　□ 总评定分数17~23.5分　有营养不良风险

　　　　　□ 总评定分数24~30分　　正常营养状况

评定日期：　　年　月　日

评定者签名：

科室：　　　床号：　　　姓名：　　　性别：　　　年龄：　　　住院号：

身高（cm）：　　　体重（kg）：　　　BMI（kg/m²）：

第八节　患者参与的主观全面评定（PG-SGA）

（一）PG-SGA患者自评表Box 1+2+3+4合计评分（A）：＿＿＿＿＿

1. 体重（见工作表1）

目前体重＿＿＿＿kg

目前身高＿＿＿＿cm

1个月前体重＿＿＿＿kg

6个月前体重＿＿＿＿kg

最近2周内我的体重：

□下降（1）

□无改变（0）

□增加（0）

Box1 评分（累计分）：＿＿＿＿＿

2. 进食情况

过去1个月里，进食情况与正常相比：

□无变化（0）

□比平常多（0）

□比平常少（1）

我目前进食：

□正常饮食但比正常情况少（1）

□进食少量固体食物（2）

□只进食流食（3）

□只能口服营养制剂（3）

□几乎吃不下什么（4）

□只能依赖管饲或静脉营养（0）

Box2 评分（最高分）：＿＿＿＿＿

3. 症状

近2周我有以下问题，影响我的进食：

□吃饭没有问题（0）

□无食欲，不想吃（3）

□恶心（1）　□呕吐（3）

□便秘（1）　□腹泻（3）

□口腔溃疡（2）　□口干（1）

□食品没有或者味道很怪（1）

□食物气味不好（1）

□吞咽困难（2）

□一会儿就饱了（1）

□疼痛（3）部位＿＿＿＿

□其他（1）如抑郁，经济或牙齿问题

Box3 评分（累计分）：＿＿＿＿＿

4. 活动和身体功能

在过去1个月，我的活动：

□正常，无限制（0）

□与平常相比稍差，但尚能正常活动（1）

□多数时候不想起床活动，但卧床或坐椅时间不超过12小时（2）

□活动很少，一天大多数时间卧床或坐着（3）

□几乎完全卧床，无法起床（3）

Box4 评分（最高分）：＿＿＿＿＿

（二）PG-SGA医务人员评估表

5. 疾病与营养需求的关系（见工作表2）

相关诊断（详细说明）___

原发疾病分期：I II III IV；其他（分期不明）___

年龄___

评分（B）:___

6. 代谢方面的需要（见工作表3）

目前体温___℃，如果发热，发热持续时间___小时

是否因发热使用糖皮质激素：□是 □否

药名___；最大总剂量（每天）___mg

评分（C）:___

7. 体格检查（见工作表4）

脂肪储存 肌肉情况 水肿情况

评分（D）:___

（三）PG-SGA工作表

工作表1 体重评分（下降体重占原体重百分比）

1个月内体重下降	分数	6个月内体重下降
≥10%	4	≥20%
5%~9.9%	3	10%~19.9%
3%~4.9%	2	6%~9.9%
2%~2.9%	1	2%~5.9%
0~1.9%	0	0~1.9%
2周内体重下降	1	
	评分（累计分）: ___	

工作表2 疾病和年龄评分（没有列举的疾病记0分）

疾病	评分
癌症	1
艾滋病	1
呼吸或心脏病恶病质	1
压疮、开放性伤口或肠瘘	1
创伤	1
年龄 > 65岁	1
Box 5 评分（累计分）: ___	

工作表3 代谢应激评分

应激	无（0）	轻（1）	中（2）	重（3）
发热	无	37.2℃<体温<38.3℃	38.3℃≤体温<38.8℃	体温≥38.8℃
发热持续时间	无	<72 h	72 h	>72 h
激素的使用（泼尼松或相当剂量的其它激素）	无	低剂量（<10 mg/d）	中剂量（10 mg/d≤剂量<30 mg/d）	高剂量（≥30 mg/d）

Box6 评分（累计分）：——

工作表4 体格检查

	项目	无消耗（0）	轻度消耗（1）	中度消耗（2）	重度消耗（3）
脂肪储备	眼眶脂肪垫	0	1	2	3
	肱三头肌皮褶厚度	0	1	2	3
	下肋脂肪厚度	0	1	2	3
	总体脂肪缺乏程度评分	0	1	2	3
肌肉状况	颞部（颞肌）	0	1	2	3
	锁骨部位（胸部三角肌）	0	1	2	3
	肩部（三角肌）	0	1	2	3
	骨间肌肉	0	1	2	3
	肩胛骨（背阔肌、斜方肌等）	0	1	2	3
	大腿（四头肌）	0	1	2	3
	小腿（腓肠肌）	0	1	2	3
	总体肌肉消耗评分	0	1	2	3
体液状况	踝部水肿	0	1	2	3
	骶部水肿	0	1	2	3
	腹水	0	1	2	3
	总体水肿程度评分	0	1	2	3

Box7 评分（肌肉丢失情况权重最大）：——

（四）PG-SGA最终评价

定量评定：PG-SGA总评分（A+B+C+D）_____分

营养支持的推荐方案

根据PG-SGA总评分确定相应的营养干预措施，其中包括对患者及家属的教育指导，针对症状的治疗手段，如药物干预，恰当的营养支持。

0～1分 营养良好 此时无需干预；

2～3分 可疑或轻度营养不良 治疗期间常规定期进行营养状况评价；由营养师、护士或临床医生对患者及家属进行教育指导，并根据症状（Box3）和实验室检查结果进行药物干预；

4～8分 中度营养不良 需要营养师进行营养干预，并根据症状与护士或医生联合进行干预；

≥9分 重度营养不良 急需改善症状的治疗措施和营养干预。

定性评定：

分类	A级 （营养良好）	B级 （可疑或中度营养不良）	C级 （重度营养不良）
体重	无丢失或无水肿	1个月内丢失≤5% （或6个月丢失≤10%） 或体重不稳定、不增加 （持续下降）	1月内丢失>5% （或6个月丢失>10%）或 体重不稳定、不增加（持续下降）
营养摄入	无缺乏或近期明显改善	摄入明显减少	摄入严重不足
可影响营养状况的症状	无或近期明显改善，可充足摄入	存在可影响营养状况的症状（Box3）	存在明显可影响营养状况的症状（Box3）
功能	无缺乏或近期明显改善	中度功能缺陷或近期加重	重度功能缺陷或显著的进行性加重
体格检查	无缺乏或慢性缺乏但近期有临床改善	轻-中度体脂/肌肉丢失/肌张力下降	明显营养不良体征（机体组织严重丢失、可能的水肿）

评定者签名：　　　　　　　　　　　　　　　总评级：

评定日期：　　　年　月　日

第九节 全球领导人发起的营养不良（GLIM）评定

科室： 床号： 姓名： 性别： 年龄： 住院号：

身高（cm）： 体重（kg）： BMI（kg/m²）：

一、营养风险筛查

| 使用经过验证的营养筛查工具（NRS 2002，MUST）判断是否有营养（不良）风险 | □有 |
| | □无 |

二、营养不良诊断性评定

	评定项目	评定结果
表现型指标	非自主体重丢失：6个月内体重下降>5%，或6个月以上体重下降>10%	□是 □否
	低BMI BMI<20.0 kg/m²且年龄<70岁，或BMI<22.0 kg/m²且年龄≥70岁； 亚洲：BMI<18.5 kg/m²且年龄<70岁，或BMI<20.0 kg/m²且年龄≥70岁	□是 □否
	低肌肉量：临床根据可用资源选择工具进行身体成分测量（DXA，BAI，CT超声等或小腿围/上臂肌围等）	□是 □否
病因型指标	食物摄入或吸收减少： 能量摄入≤50%需要量超过1周；或任何程度摄入减少超过2周；或存在任何影响食物消化吸收的慢性胃肠道症状和疾病	□是 □否
	疾病负担/炎症状态：通常与炎症活动相关的急性或慢性疾病/感染/创伤	□是 □否

三、营养不良诊断

| 符合营养不良诊断标准：同时存在至少1个表现型指标和1个病因型指标 | □营养不良 |
| | □无营养不良 |

四、营养不良严重程度评分

当表现型指标中有下述任一情况时视为存在中度或重度营养不良

1. 非自主体重丢失：6个月内体重下降5%～10%，或6个月以上体重下降10%～20%
2. 低BMI：BMI<20.0 kg/m²且年龄<70岁，或BMI<22.0 kg/m²且年龄≥70岁　　　□中度营养不良
3. 肌肉量轻中度减少

1. 非自主体重丢失：6个月内体重下降>10%，或6个月以上体重下降>20%
2. 低BMI：BMI<18.5 kg/m²且年龄<70岁，或BMI<20.0 kg/m²且年龄≥70岁　　　□重度营养不良
3. 肌肉量严重减少

评定者签名： 评定日期： 年 月 日

第十节 儿科Yorkhill营养不良评分（PYMS）

科室：　　　　床号：　　　　姓名：　　　　性别：　　　　年龄：　　　　住院号：

身高（cm）：　　　体重（kg）：　　　BMI（kg/m²）：　　　出生日期：

评分内容	评分情况	分值
1. 年龄别BMI是否＜第2个百分位（-2SD）？	否	0
	是	2
2. 近期体重是否丢失？	否	0
	是 ☆非自主体重丢失 ☆衣服更宽松 ☆体重增长不足（年龄＜2岁）	1
3. 过去一周饮食摄入（包括哺乳）是否减少？	否（和平时一样）	0
	是（比平时减少）	1
	是（未摄入食物或仅喝几口口奶）	2
4. 未来一周入院或病情对营养状况是否有影响？	否	0
	是 ☆进食减少 ☆需求增加 ☆消耗增加	1
	是（未摄入食物或仅喝几口口奶）	2

得分：　　　分

筛查结果：□ 0分　　低营养不良风险，一周后复查
　　　　　□ 1分　　中营养不良风险，三天后复查
　　　　　□ ≥2分　高营养不良风险，制订营养治疗计划

筛查者签名：　　　　　　　　筛查日期：　　　年　　月　　日

注：适用对象为1岁~18岁。

第十一节 儿科营养风险评分 (PNRS)

科室:　　　　床号:　　　　姓名:　　　　性别:　　　　住院号:

身高 (cm) :　　　体重 (kg) :　　　BMI (kg/m²) :　　　年龄:　　　出生日期:

评分项目	评分情况	分值
1. 饮食摄入<50%	是	1
	否	0
2. 疼痛: 根据年龄采用不同的方法评估疼痛 (1) 婴幼儿: 是否观察到任何痛疼迹象, 包括不断哭泣, 异常的运动等其他表明婴幼儿痛疼的行为; (2) 年龄大于6岁的儿童, 可使用视觉模拟量表, 评分从0 (无疼痛) 到10 (最严重的疼痛) , 分界点为评分>4分	是	1
	否	0
3. 疾病分级 1级: 轻度应激因素, 如肠胃炎, 小手术, 其他轻微感染等; 2级: 中度应激因素, 如慢性疾病, 炎症性肠病, 严重感染, 囊性纤维化, 常规手术, 骨折等; 3级: 重度应激因素, 如心脏手术, 大手术, 慢性疾病恶化, 血液病, 严重脓毒症等	1级	0
	2级	1
	3级	3

得分:　　　分

筛查结果: □ 0分　　　低营养风险
　　　　　 □ 1～2分　 中营养风险
　　　　　 □ ≥3分　　 高营养风险

筛查日期:　　　　　　筛查者签名:　　　　　　　年　月　日

注: 适用对象为1月龄～18岁。

第十二节 儿科营养状况与生长发育风险筛查工具 (STRONGkids)

科室： 床号： 姓名： 性别： 住院号：

身高（cm）： 体重（kg）： BMI（kg/m²）： 年龄： 出生日期：

评分项目	评分情况	分值
1. 主观临床评估 主观临床判断患者是否营养状况不佳：皮下脂肪和/或肌肉量减少和/或面部凹陷	否	0
	是	1
2. 高风险疾病 是否存在可能导致营养不良的风险或预期大手术的疾病。 高风险疾病：神经性厌食、烧伤、支气管肺发育不良（不超过2岁）、乳糜泻、囊性纤维化、未成熟儿或早产儿（矫正年龄6个月）、心脏疾病、传染性疾病（如艾滋病）、炎症性肠病、恶性肿瘤、慢性肝脏疾病、慢性肾脏病、胰腺炎、短肠综合征、肌肉疾病、代谢性疾病、创伤、精神障碍/迟钝、择期大手术、未指明（由医生定义）	否	0
	是	2
3. 营养摄入和丢失 是否有以下症状之一： □ 最近几天患儿是否存在腹泻（≥5次/d）和/或呕吐（>3次/d） □ 入院前几天食物摄入减少（不包括为了手术或其它原因禁食） □ 已有营养干预 □ 由于疼痛无法正常进食	否	0
	是	1
4. 体重减轻或增加不良 在过去的几周/几个月里存在体重减轻或≤1岁内婴儿体重增加过缓	否	0
	是	1

得分： 分

筛查结果： □ 0分 低营养风险

□ 1~3分 中营养风险

□ 4~5分 高营养风险

筛查日期： 年 月 日

筛查者签名：

注：适用对象为1月龄~18岁。

第十三节 儿科营养不良筛查工具（STAMP）

科室：　　　　床号：　　　　姓名：　　　　性别：　　　　年龄：　　　　住院号：

身高（cm）：　　　　体重（kg）：　　　　BMI（kg/m²）：　　　　出生日期：

	评分项目	分值
疾病风险	□ 疾病：门诊性手术、诊断性操作/检查	0分
	□ 疾病：急性阑尾炎、局限性腹膜炎、腹股沟疝、尿道上/下裂、肾造瘘、肝脏良性肿瘤、血管/脉管瘤、婴儿肝炎综合征、急性肝炎、心肌炎、房间隔缺损、动脉导管未闭、肺炎、支气管哮喘、急性肾炎、贫血、癫痫、过敏性紫癜、血小板减少性紫癜、川崎病、类风湿关节炎、免疫缺陷急性白血病、实体瘤、治疗缓解期肿瘤、铅中毒、胃炎、消化性溃疡、先心病、中枢感染、饮食行为问题、脑性瘫痪、胃食管反流、呼吸道合胞病毒感染、乳糜泻、单一食物过敏/不耐受	2分
	□ 疾病：食道闭锁、食道裂孔疝、膈疝、膈膨升、食道严重挟窄、肠梗阻、肠闭锁、肠切除吻合术、美克尔憩室、新生儿坏死性小肠结肠炎（NEC）、先天性巨结肠/肠神经元发育不良、弥散性全腹膜炎、消化道穿孔、中高位无肛、肠造瘘、胆道闭锁、胆总管囊肿、脐膨出/腹裂、消化道瘘、短肠综合征、脓胸、乳糜胸/腹、复杂先心病、法洛四联症、缩窄性心包炎术后、胸腹瘤、炎症性肠病、慢性腹泻、慢性胰腺炎、消化道出血、慢性肝病、重症肺炎、慢性心肌病、慢性心功能不全、摄食困难、肾病综合征、呼吸衰竭、肾功能衰竭、糖尿病、遗传代谢性疾病、急性白血病、中枢感染、大手术、实体瘤、肠衰竭、吞咽困难、早产儿、囊性纤维化、烧伤、创伤/多发伤、肝硬化、骨髓移植、积极治疗中的肿瘤、多种食物过敏/不耐受	3分
营养摄入	□ 饮食结构无变化/营养摄入良好	0分
	□ 营养摄入减少一半以上	2分
	□ 无营养摄入	3分
生长情况	□ 0~1个身高体重列差	0分
	□ 2个身高体重列差	1分
	□ ≥3个身高体重列差（或体重＜第2nd百分位）	3分

得分：　　　　分

筛查结果：　□ 0～1分低营养风险，可继续常规临床治疗，一周后再次进行筛查
　　　　　　□ 2～3分中营养风险，须连续3天监测营养摄入状况，3天后再次进行筛查
　　　　　　□ ≥4分高营养风险，须制订营养治疗计划

筛查日期：　　　年　　　月　　　日　　　　筛查者签名：

注：适用对象为2岁~18岁。

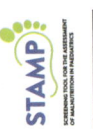

STAMP儿童身高、体重百分位表（男童）
Child height centile tables – boys

Height centiles （cm）

Age	0.4th	2nd	9th	25th	50th	75th	91st	98th	99.6th
2 years	79	81	83	85.1	87.1	89.2	91.2	93.5	95.3
2.5 years	83	85	87.4	89.6	91.9	94.2	96.5	99	101
3 years	86.1	88.5	91	93.6	96.1	98.6	101	103.5	106
3.5 years	89.2	92	94.5	97.2	99.9	102.5	105.1	108	110.5
4 years	91.5	95.5	97	99.7	102.5	105.2	108	111	113.5
4.5 years	94.5	97.5	100.3	103.1	106.0	108.9	111.8	115	117.5
5 years	97.5	100.5	103.5	106.5	109.6	112.5	115.7	119	121.8
5.5 years	100	103	105	109.2	112.4	115.5	118.5	122	124.8
6 years	103	106	108.5	112.6	115.9	119.2	122.5	126	129
6.5 years	105.5	109	112	115.5	118.9	122.3	125.5	129.3	132.2
7 years	108	113	115	118.5	121.9	125.4	129	132.5	135.8
7.5 years	111	114	118	121.3	124.9	128.5	132	136	139.5
8 years	113.5	117	120.5	124	127.9	131.5	135	139	142.5
8.5 years	116	119	123	127	130.6	134.5	138.2	142	145.5
9 years	118	122	125.5	129.4	133.3	137.2	141	145	149
9.5 years	120	124	128	131.8	135.8	140	144	148	152
10 years	122	126	130	134.3	138.4	142.5	146.8	151	155
10.5 years	124	128	132.5	136.7	141.0	145.3	149.5	154	158
11 years	126	130	134.5	139	143.4	148	152.5	157	161
11.5 years	127.5	132	136.5	141	145.8	150.5	155	160	164
12 years	129.5	134	139	143.5	148.4	153	158	163	167.5
12.5 years	131.5	136.5	141.5	146.5	151.4	156.5	161.5	166.5	171.5
13 years	134	139	144.5	149.5	154.8	160	165	170.5	175.5
13.5 years	137	142.5	147.5	153	158.6	164	169.5	175	180
14 years	140	146	151	156.7	162.4	168	173.5	179	184.5
14.5 years	144	149.5	155	160.2	165.9	171.5	177	182.5	188
15 years	147.5	153	158	163.5	168.9	174.5	180	185.5	190.5
15.5 years	150.1	156	161	166	171.4	176.7	182	187.5	192.5
16 years	153	158	163	168.3	173.4	178.5	183.5	189	194
16.5 years	155	159	165	169.8	174.8	179.7	184.6	189.3	194.2
17 years	156.7	161	166.3	171	175.9	180.7	185.5	190.2	195
17.5 years	157.5	162	167	171.8	176.6	181.5	186	190.6	195.2
18 years	158.5	163	167.5	172.4	177	181.8	186.5	191	195.5

Child weight centile tables – boys

Weight centiles (kg)

Age	0.4th	2nd	9th	25th	50th	75th	91st	98th	99.6th
2 years	9	9.7	10.4	11.25	12.2	13.14	14.2	15.3	16.4
2.5 years	9.75	10.5	11.4	12.3	13.3	14.4	15.6	16.9	18.1
3 years	10.4	11.2	12.2	13.2	14.3	15.5	16.9	18.3	19.9
3.5 years	11.1	12	13	14.1	15.3	16.7	18.1	19.9	21.4
4 years	12.4	13.3	14.2	15.3	16.5	17.9	19.4	21.1	23
4.5 years	13.1	14	15.1	16.2	17.6	19	20.7	23	24.6
5 years	13.9	14.9	16	17.2	18.6	20.2	22	24.1	26.5
5.5 years	14.6	15.5	16.8	18.1	19.7	21.5	23.5	26	29
6 years	15.4	16.5	17.7	19.1	20.8	22.7	25	27.8	30.7
6.5 years	16.1	17	18.5	20.1	21.9	24	26.5	29.5	33
7 years	17	18	19.5	21.1	23.1	25.4	28	31.9	35.5
7.5 years	17.6	19	20.5	22.2	24.3	27	30	34	38.7
8 years	18.5	19.5	21.5	23.3	25.6	28.4	32	36.5	42
8.5 years	19.4	20.5	22.5	24.5	27.0	30	34	39	45.8
9 years	20.2	21.8	23.5	25.7	28.4	31.8	36	42	49.5
9.5 years	21	22.5	24.6	27	29.8	33.5	38.3	44.5	53
10 years	22	23.5	25.8	28.3	31.4	35.3	40.5	47	57
10.5 years	23	24.8	27	29.7	33.0	37.2	42.8	50	60.5
11 years	24	26	28.2	31	34.6	39	45	53	64
11.5 years	24.8	27	29.4	32.5	36.3	41	47.5	55.5	67
12 years	25.8	28	30.8	34	38.1	43.2	50	58	70
12.5 years	27	29.5	32.5	36	40.4	46	53	61.5	73
13 years	28	31	34.3	38.1	43.0	49	56	65	76
13.5 years	29.8	33	36.5	40.8	46.0	52.3	60	69	80
14 years	31.5	35	39	43.6	49.2	56	63.5	73	84.5
14.5 years	33.5	37	41.5	46.5	52.3	59.5	67.5	77	88.5
15 years	35.5	39.5	44	49.1	55.4	62.7	71	81	92.5
15.5 years	38	42	46.7	52	58.1	65.5	74	84	95.5
16 years	40.5	44.7	49	54.5	60.6	68	76	86	97
16.5 years	43	47	51.5	56.5	62.6	69.5	77.7	87	98
17 years	45	49	53.2	58.3	64.3	71	79	88.1	99
17.5 years	46.5	50	54.7	60	65.7	72.5	80	89	100
18 years	48	52	56	61	66.7	73.5	81	90	101

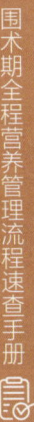
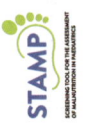

STAMP儿童身高、体重百分位表（女童）
Child height centile tables – girls

Height centiles（cm）

Age	0.4th	2nd	9th	25th	50th	75th	91st	98th	99.6th
2 years	77.2	79	81.4	83.5	85.7	87.9	90	92.5	94.4
2.5 years	81.4	83.7	86	88.3	90.7	93.1	95.5	98	100
3 years	85	87.5	90	92.5	95.0	97.6	100.2	103	105
3.5 years	88.3	91	93.5	96.3	99.0	101.8	104.5	107.5	110
4 years	91	93	95.1	98.8	101.5	104.3	107	110	112.4
4.5 years	93.7	96.5	99.5	102.3	105.2	108	110.8	113.5	116.5
5 years	97	100	103	106	108.9	112	115	118	120.5
5.5 years	100	103	106	109	112.2	115.4	118.5	122	124.8
6 years	102.5	105	109	112	115.3	118.6	122	125	128
6.5 years	105	108	111.7	115	118.3	121.7	125	128.5	131.8
7 years	107.5	111	114.2	117.8	121.3	124.8	128	131.5	135
7.5 years	110	113	117.3	120.7	124.3	128	131.5	135	138.5
8 years	113	116.5	120	123.7	127.3	131	134.8	138	142
8.5 years	115	119	122.7	126.5	130.1	134	137.7	141.5	145
9 years	117	121	125	129	132.8	136.7	140.5	144.5	148.5
9.5 years	119.5	122.5	127.5	131.5	135.6	139.7	144	148	152
10 years	121.5	126	130	134	138.4	142.7	147	151	155.5
10.5 years	123.5	128	132.5	137	141.3	145.8	150	154.5	159
11 years	125.5	130	135	139.5	144.1	148.8	153.2	158	162.2
11.5 years	128	133	137.5	142	146.9	151.8	156.2	161	166
12 years	131	135	140	145	149.8	154.5	159	164	169
12.5 years	133.5	138.5	143	147.9	152.6	157.5	162	167	171.5
13 years	137	141.5	146	150.7	155.3	160	164.5	169	174
13.5 years	140	144	143.7	153	157.7	162	167	171	175.8
14 years	142	146.5	151	155	159.6	164	168.5	173	177
14.5 years	144	148.5	152.7	157	161.1	165.5	169.8	174	178
15 years	146	149	154	158	162.2	166.5	170.5	175	179
15.5 years	146.5	150.5	154.7	158.7	162.9	167	171	175	179.5
16 years	147	151	155	159	163.2	167.2	171.5	175.5	180
16.5 years	147.5	151	155.3	159.3	163.5	167.5	171.5	175.5	179.5
17 years	147.5	151	155.3	159.4	163.5	167.5	171.5	175.5	179.5
17.5 years	147.5	151	155.3	159.4	163.5	167.5	171.5	175.5	179.5
18 years	147.5	151	155.3	159.4	163.5	167.6	171.5	175.5	179.5

Child weight centile tables – girls

Weight centiles（kg）

Age	0.4th	2nd	9th	25th	50th	75th	91st	98th	99.6th
2 years	8.3	9	9.8	10.6	11.5	12.5	13.5	14.9	16.1
2.5 years	9.1	10	10.8	11.7	12.8	13.9	15	16.4	18
3 years	10	10.8	11.75	12.7	13.9	15	16.5	18	20
3.5 years	10.7	11.6	12.6	13.8	15.0	16.2	18	19.8	21.9
4 years	11.2	12.2	13.3	14.5	16.0	17.6	19.4	21.5	23.9
4.5 years	12.7	13.7	14.7	15.8	17.2	18.9	20.8	22.9	25.3
5 years	13.2	14.2	15.5	16.9	18.3	20	22	24.5	27.2
5.5 years	14	15	16.2	17.7	19.4	21.3	23.5	26	29.5
6 years	14.5	15.8	17	18.7	20.5	22.5	25	28	32
6.5 years	15.4	16.5	18	19.7	21.7	24	26.8	30	34
7 years	15.8	17.5	19	20.8	23.0	25.5	28.5	32.5	37
7.5 years	17	18.5	20	22	24.4	27.3	30.5	35	40.5
8 years	18	19	21	23.3	25.9	29	33	37.7	44
8.5 years	18.5	20	22.2	24.5	27.4	30.8	35	40	47.5
9 years	19.5	21.5	23.5	26	28.9	32.5	37	43	51
9.5 years	20.5	22.5	24.5	27.2	30.6	34.5	39.5	46	55
10 years	21.5	23.5	26	28.8	32.3	36.8	42	49	59
10.5 years	22.2	24.5	27	30.2	34.1	39	45	52	62
11 years	23	25.5	28.5	32	36.0	41	47.2	55	66
11.5 years	24.2	27	30	33.5	38.1	43.5	50	58	69
12 years	25.5	28.5	31.8	35.7	40.3	46	52.5	61	71
12.5 years	27.2	30	34	38	42.8	48.4	55	63	73
13 years	29.2	32.5	36	40.3	45.4	51	58	65.5	75
13.5 years	31.2	34	38.5	43	47.9	53.5	60	68	77
14 years	33.3	36.5	40.5	45	50.1	56	62.5	70	79
14.5 years	35	38.5	42.5	47	51.9	57.5	64	72	81
15 years	37	40	44	48.4	53.4	59	66	73.5	82
15.5 years	38	41.5	45	49.5	54.6	60.3	67	74.5	84
16 years	39	42.5	46	50.5	55.5	61.5	68	76	85
16.5 years	39.8	43	47	51.3	56.2	62	68.8	76.5	86
17 years	40.4	43.6	47.3	51.8	56.9	62.6	69.3	77	87
17.5 years	40.5	44	47.9	52.2	57.2	63	70	78	87
18 years	40.9	44	48	52.3	57.5	63.5	70.5	78	88

第十四节 肿瘤患儿营养筛查 (SCAN)

科室：　　床号：　　姓名：　　性别：　　年龄：　　住院号：

身高（cm）：　　体重（kg）：　　BMI（kg/m²）：　　出生日期：

评分项目	评分情况		分值
1. 患儿患的是高风险肿瘤吗？[1]	否		0
	是		1
2. 患儿目前是否正在接受强化治疗？[2]	否		0
	是		1
3. 患儿是否存在消化道症状？[3]	否		0
	是		2
4. 过去1周内是否存在经口摄食不足？[4]	否		0
	是		2
5. 患儿过去1个月是否存在体重丢失？[5]	否		0
	是		2
6. 患儿是否存在营养不良的表现？[6]	否		0
	是		2

得分： 　　分

筛查结果： ≥3分为有营养不良风险，请营养医师做进一步评估

注：适用对象为1月龄~18岁。

筛查者签名：　　　　筛查日期：　　年　　月　　日

*注：

1. 这应基于医院的标准，包括接受高危治疗方案的患儿、婴儿和有并发症的患儿。
2. 强化治疗的标准包括首次化疗、放疗、骨髓移植或即将进行的胃肠道手术。
3. 消化道症状包括从口腔到肛门的任何胃肠道症状，如恶心、呕吐、腹泻、便秘、吞咽困难、黏膜炎、扁桃体炎、回肠炎或放射性肠炎。
4. 根据病人的自我报告、家长报告或医院病历，询问患儿在过去一周是否进食量减少。
5. 这个问题是根据体重记录询问患儿在过去一个月中体重是否有减轻。
6. 这个问题是询问病人是否存在任何营养不良体征，如：明显的肌肉萎缩、水肿、双足水肿、皮肤干燥、变薄、发亮或起皱、头发稀疏且容易脱落，或微量营养素缺乏的迹象。

第十五节 儿科主观全面营养评定（SGNA）

科室： 床号： 姓名： 性别： 年龄： 住院号：

身高（cm）： 体重（kg）： BMI（kg/m²）： 出生日期：

营养相关病史	SGNA评分		
	正常	中度	重度
1. 当前身高与年龄的适宜度 （1）身高Z评分 正常：Z评分≥-2；中度：-3≤Z评分<-2；重度：Z评分<-3 （2）生长曲线 正常：Z评分遵循生长曲线或趋势逐步上升；中度：Z评分趋势渐下降；严重：Z评分趋势迅速或急剧下降 （3）身高是否处于父母中位身高曲线上？ 正常：以当前身高预测的成年身高与计算值比较，相差在±8.5 cm以内； 中度：以当前身高预测的成年身高与计算值比较，相差稍微超出±8.5 cm； 重度：以当前身高预测的成年身高与计算值比较，相差严重超出±8.5 cm。 父母中位身高（男童）：[父亲身高（cm）+13+母亲身高（cm）]/2; 父母中位身高（女童）：[父亲身高（cm）-13+母亲身高（cm）]/2			
2. 当前体重与身高的适宜度 正常：Z评分≥-2；中度：-3≤Z评分<-2；重度：Z评分<-3 年龄<2岁使用身长别体重Z评分，年龄≥2岁使用BMI Z评分			
3. 非刻意的体重改变 （1）年龄别体重Z评分下降的曲线 正常：Z评分遵循生长曲线；中度：Z评分较低，但呈上升趋势；重度：Z评分呈下降趋势 （2）体重下降 正常：<平常体重的5%；中度：平常体重的5%~10%；重度：>平常体重的10% （3）在过去2周，体重丢失情况 正常：无改变；中度：体重丢失缓慢；重度：体重丢失加重或加快			
4. 膳食摄入情况 （1）摄入量 正常：足够；中度：低能量或>50%的需要量；重度：饥饿（摄入量<50%的需要量） （2）当前摄入量与平常相比 正常：无变化；中度：下降，但有好转的可能；重度：下降 （3）改变持续时间 摄入量减少持续2周以上，并持续或恶化，则营养不良风险更高			

（续表）

营养相关病史		SGNA评分	
	正常	中度	重度
5. 胃肠道不适症状 （1）出现症状的频率 正常：无出现不适症状； 中度：出现1个或多个不适症状，非每日出现； 重度：多个症状，每日出现 （2）症状持续时间 如果几乎每天出现且持续超过2周，则胃肠道症状严重			
6. 身体机能状态（营养相关） （1）总体 正常：未受影响，有活力，能进行与年龄相符的活动； 中度：体力活动受限，但能够玩耍或参与轻度活动，乏力，易疲倦； 重度：玩耍、活动较少或不能活动，清醒时过一半时间就坐在椅子上或躺在床上，乏力，嗜睡 （2）在过去2周的身体机能 正常：有改善；中度：无变化；严重：加剧或持续下降			

7. 疾病代谢应激
正常：无应激；
中度：中度应激（常规手术，如小肠切除，腹腔镜手术，探查手术）；
严重：严重应激（重要器官手术，结肠切除剩余肠管<50 cm，创伤/多发外伤/骨折/烧伤）

体格检查	正常	中度	重度
8. 皮下脂肪丢失 正常：没有丢失；中度：某些部位丢失但不是全身；重度：大部分部位或全身严重丢失			
9. 肌肉消耗 正常：没有肌肉消耗；中度：某些部位肌肉消耗但不是全身；重度：大部分部位全身肌肉严重消耗			
10. 水肿（营养相关） 正常：无水肿；中度：中度水肿；重度：严重水肿			

评定结果：□营养正常 □中度营养不良 □重度营养不良
结果说明：此量表中右侧选项越多，则营养不良越严重

注：适用对象为1月龄～18岁。

评定者签名： 评定日期： 年 月 日

[1] KONDRUP J, ALLISON S P, ELIA M, et al. ESPEN guidelines for nutrition screening 2002 [J] . Clin Nutr, 2003, 22 (4) : 415–421.

[2] WISCHMEYER P E, CARLI F, EVANS D C, et al. American Society for Enhanced Recovery and Perioperative Quality Initiative Joint Consensus Statement on Nutrition Screening and Therapy Within a Surgical Enhanced Recovery Pathway [J] . Anesth Analg, 2018, 126 (6) : 1883–1895.

[3] RUBENSTEIN L Z, HARKER J O, SALVÀ A, et al. Screening for undernutrition in geriatric practice: developing the short-form mini-nutritional assessment (MNA-SF) [J] . J Gerontol A Biol Sci Med Sci, 2001, 56 (6) : M366–M372.

[4] STRATTON R J, HACKSTON A, LONGMORE D, et al. Malnutrition in hospital outpatients and inpatients: prevalence, concurrent validity and ease of use of the 'malnutrition universal screening tool' ('MUST') for adults [J] . Br J Nutr, 2004, 92 (5) : 799–808.

[5] HEYLAND D K, DHALIWAL R, JIANG X, et al. Identifying critically ill patients who benefit the most from nutrition therapy: the development and initial validation of a novel risk assessment tool [J] . Crit Care, 2011, 15 (6) : R268.

[6] DETSKY A S, MCLAUGHLIN J R, BAKER J P, et al. What is subjective global assessment of nutritional status? [J] . JPEN J Parenter Enteral Nutr, 1987, 11 (1) : 8–13.

[7] GUIGOZ Y, VELLAS B, GARRY P J. Assessing the nutritional status of the elderly: The Mini Nutritional Assessment as part of the geriatric evaluation [J] . Nutr Rev, 1996, 54 (1 Pt 2) : S59–65.

[8] BAUER J, CAPRA S, FERGUSON M. Use of the scored Patient-Generated Subjective Global Assessment (PG-SGA) as a nutrition assessment tool in patients with cancer [J] . Eur J Clin Nutr, 2002, 56 (8) : 779–785.

[9] CEDERHOLM T, JENSEN G L, CORREIA M I T D, et al. GLIM criteria for the diagnosis of malnutrition–A consensus report from the global clinical nutrition community [J] . Clin Nutr, 2019, 38 (1) : 1–9.

[10] GERASIMIDIS K, MACLEOD I, MACLEAN A, et al. Performance of the novel Paediatric Yorkhill Malnutrition Score (PYMS) in hospital practice [J] . Clin Nutr, 2011, 30 (4) : 430–435.

[11] SERMET-GAUDELUS I, POISSON-SALOMON A S, COLOMB V, et al. Simple pediatric nutritional risk score to identify children at risk of malnutrition [J] . Am J Clin Nutr, 2000, 72 (1) : 64–70.

[12] HULST J M, ZWART H, HOP W C, et al. Dutch national survey to test the STRONGkids nutritional risk screening tool in hospitalized children [J] . Clin Nutr, 2010, 29 (1) : 106–111.

[13] LING R E, HEDGES V, SULLIVAN P B. Nutritional risk in

hospitalised children: An assessment of two instruments [J]. e-SPEN, the European e-Journal of Clinical Nutrition and Metabolism, 2011, 6 (3): e153-e157.

[14] CARTER L, HULST J M, AFZAL N, et al. Update to the pediatric Subjective Global Nutritional Assessment (SGNA). Nutr Clin Pract. 2022, 37 (6): 1448-1457.

[15] SECKER D J, JEEJEEBHOY K N. How to perform Subjective Global Nutritional assessment in children [J]. J Acad Nutr Diet, 2012, 112 (3): 424-431. e6.

[16] CEDERHOLM T, JENSEN G L, CORREIA M I T D, et al. The GLIM consensus approach to diagnosis of malnutrition: A 5-year update [J]. Clin Nutr, 2025, 49: 11-20.

[17] 中华医学会肠外肠内营养学分会，中国营养学会临床营养分会，中国医疗保健国际交流促进会临床营养健康学分会. 成人患者营养不良诊断与应用指南（2025版）[J]. 中华医学杂志，2025，105（13）：953-980.

[18] 中国医院协会. 中国医院质量安全管理第2-29部分：患者服务临床营养：T/CHAS 10-2-29—2020 [S/OL]. 北京：中国医院协会，2020. https://www.ttbz.org.cn/Pdfs/Index/?ftype=st&pms=44243.

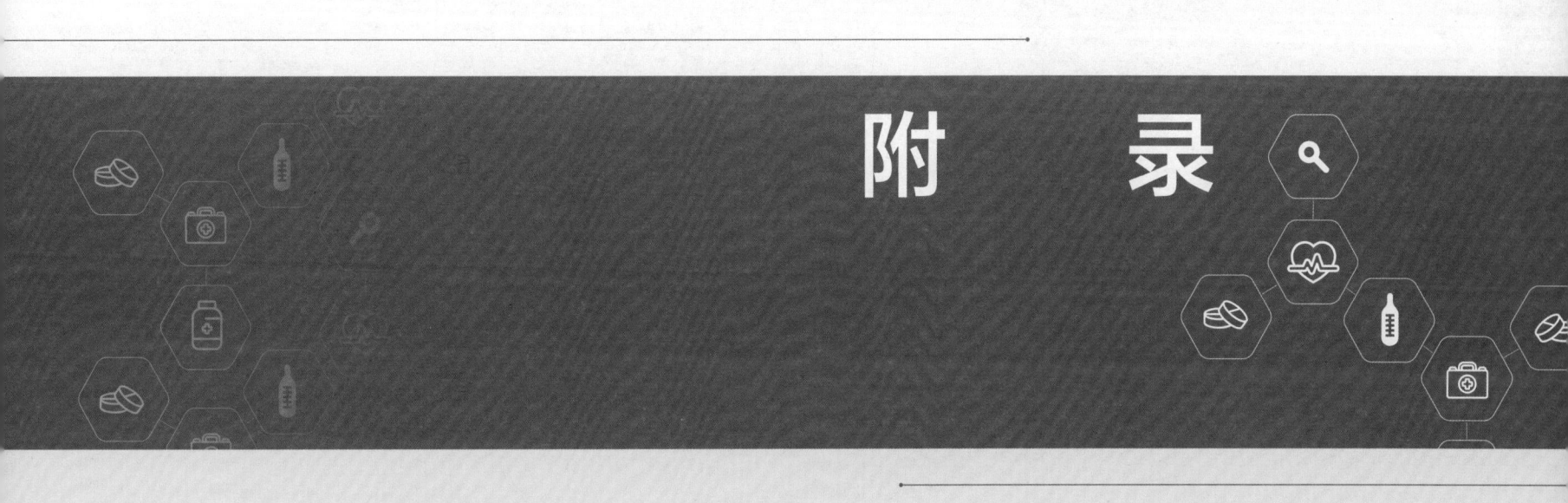

附　　录

附录1 世界卫生组织（WHO）儿童生长发育标准曲线

本部分所载为世界卫生组织（WHO）儿童生长发育标准曲线，包括年龄别身长/身高、体重、BMI，按性别分两个年龄段（0~5岁、5~19岁）展示，共12张图。影印于此，供读者参考。

Length/height-for-age BOYS

Birth to 5 years (z-scores)

World Health Organization

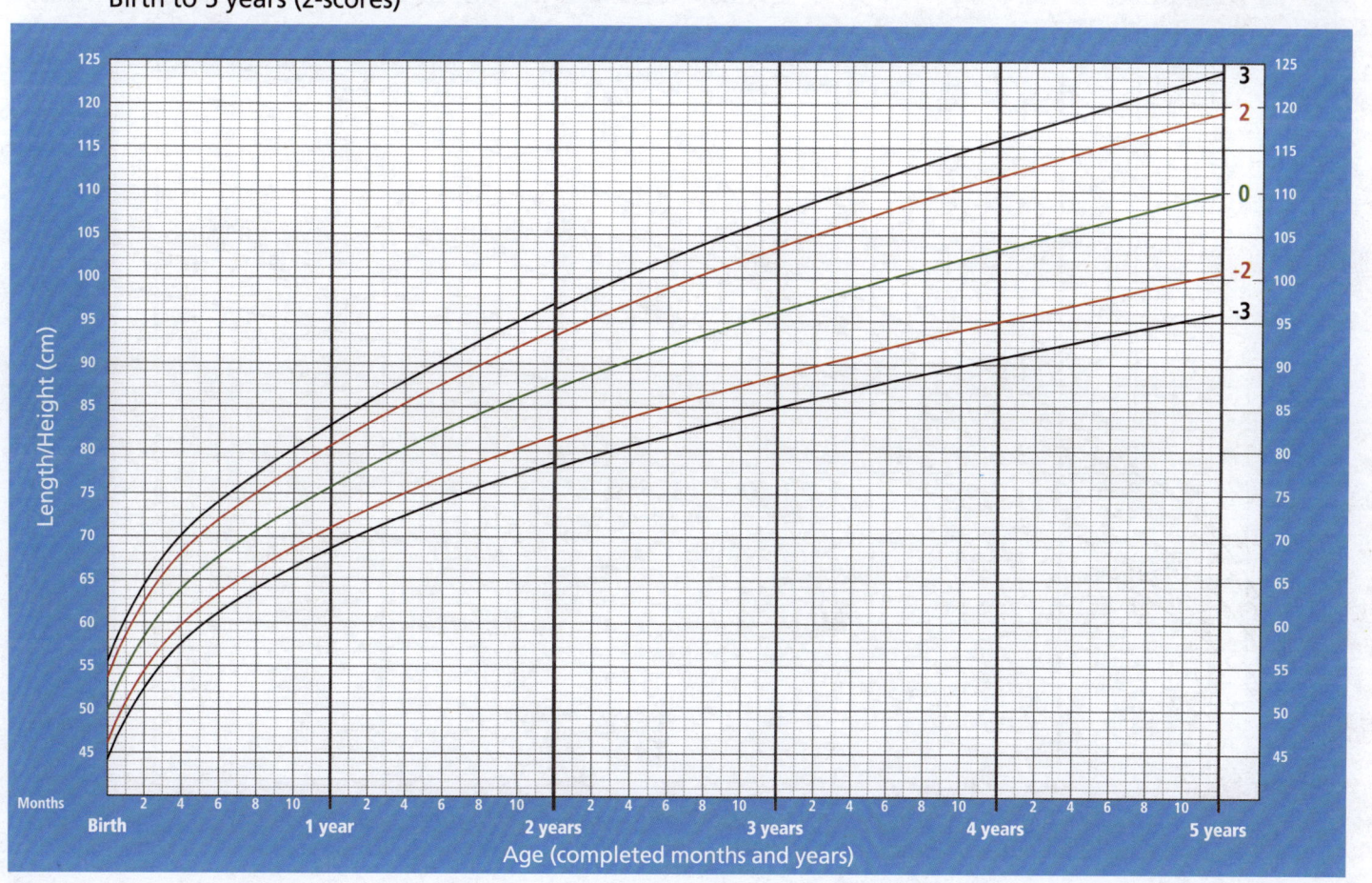

Length/height-for-age GIRLS

Birth to 5 years (z-scores)

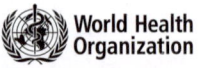

World Health Organization

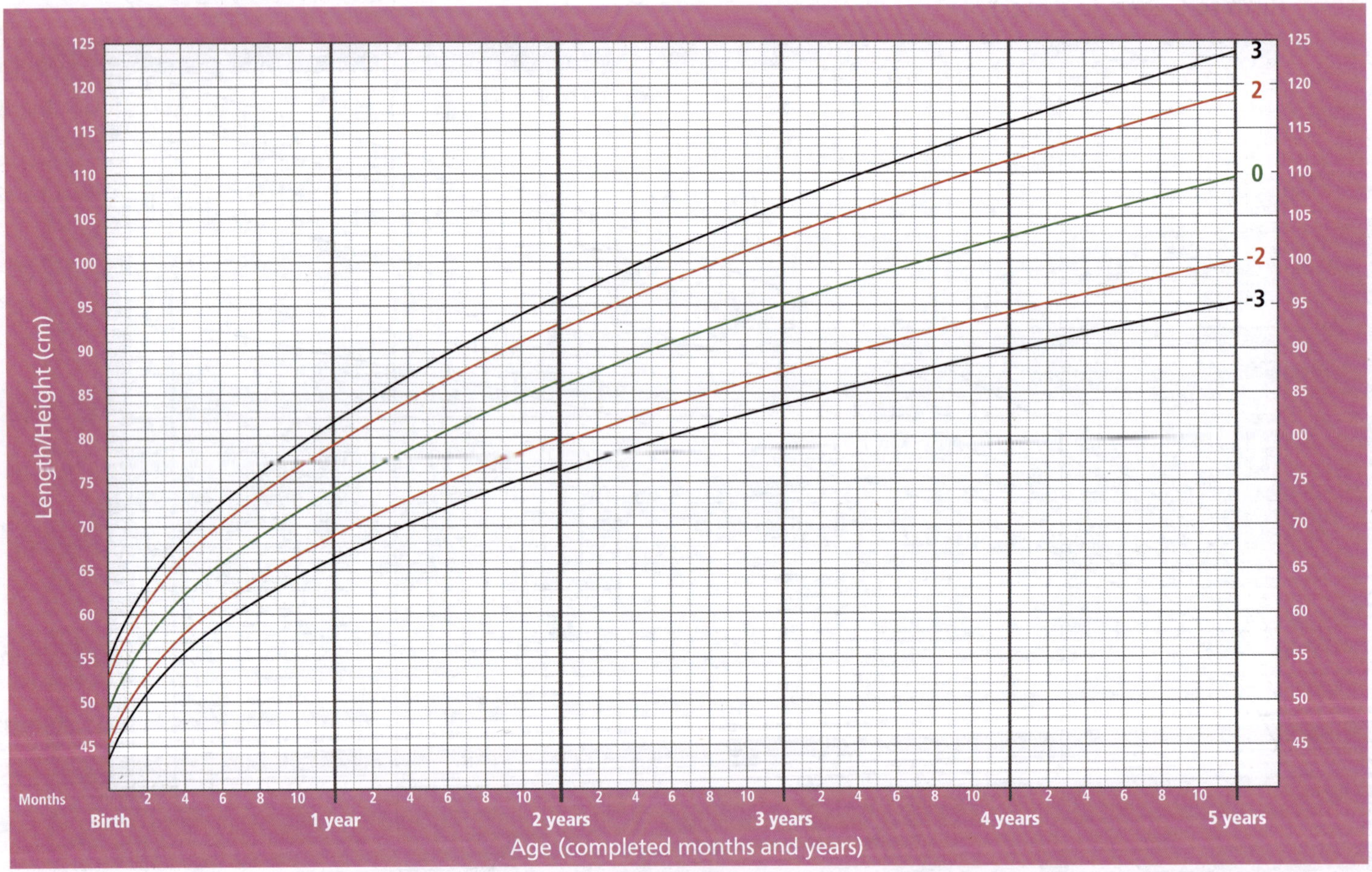

Length/Height (cm)

Months · Birth · 2 · 4 · 6 · 8 · 10 · 1 year · 2 · 4 · 6 · 8 · 10 · 2 years · 2 · 4 · 6 · 8 · 10 · 3 years · 2 · 4 · 6 · 8 · 10 · 4 years · 2 · 4 · 6 · 8 · 10 · 5 years

Age (completed months and years)

z-scores: 3, 2, 0, -2, -3

附录1.3　Z评分 0～5岁年龄别体重（男童）

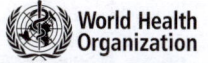

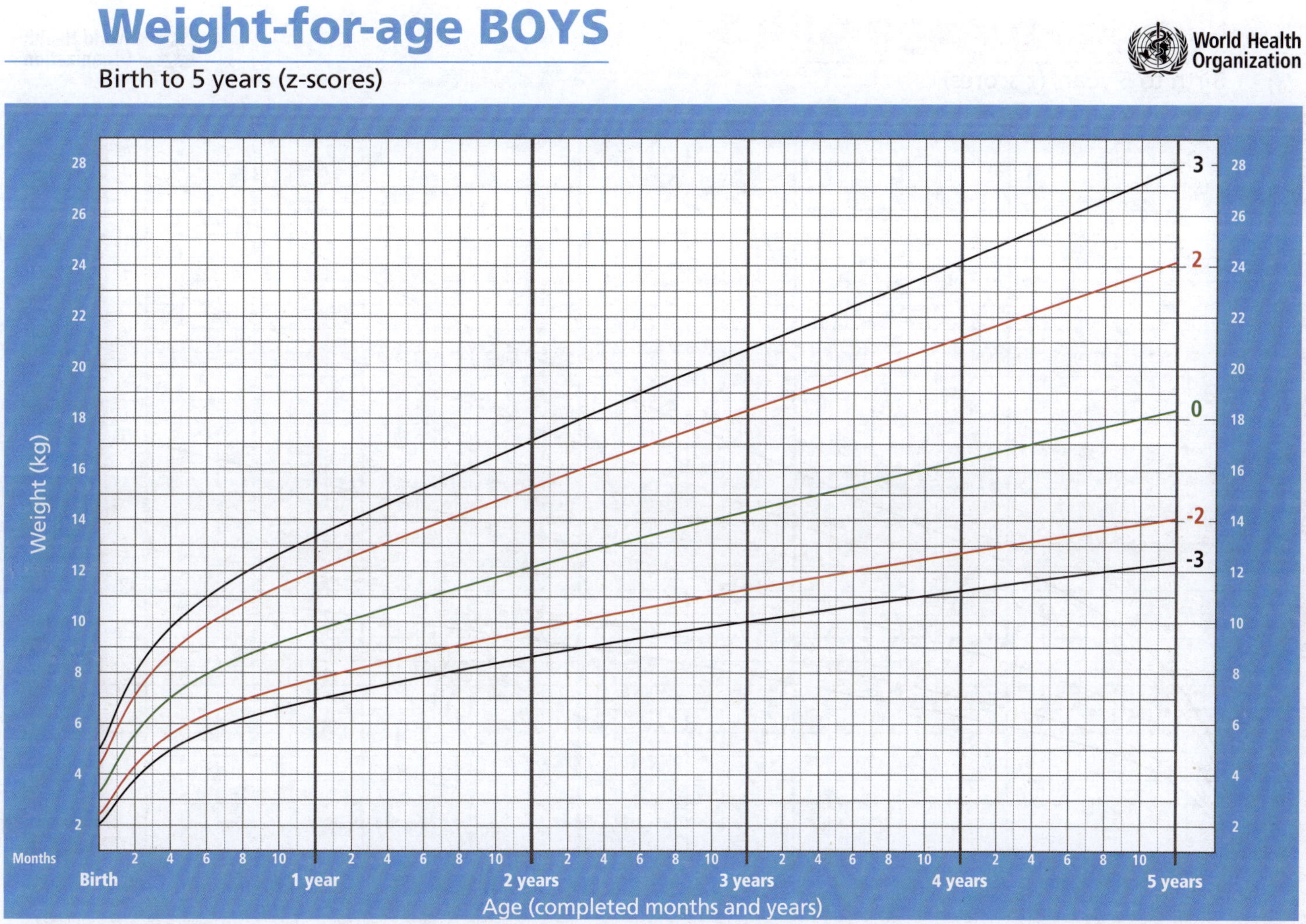
Weight-for-age BOYS
Birth to 5 years (z-scores)
World Health Organization
Weight (kg)
28
26
24
22
20
18
16
14
12
10
8
6
4
2
3
2
0
-2
-3
Months
2
4
6
8
10
Birth
1 year
2 years
3 years
4 years
5 years
Age (completed months and years)

Weight-for-age GIRLS

Birth to 5 years (z-scores)

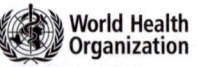
World Health Organization

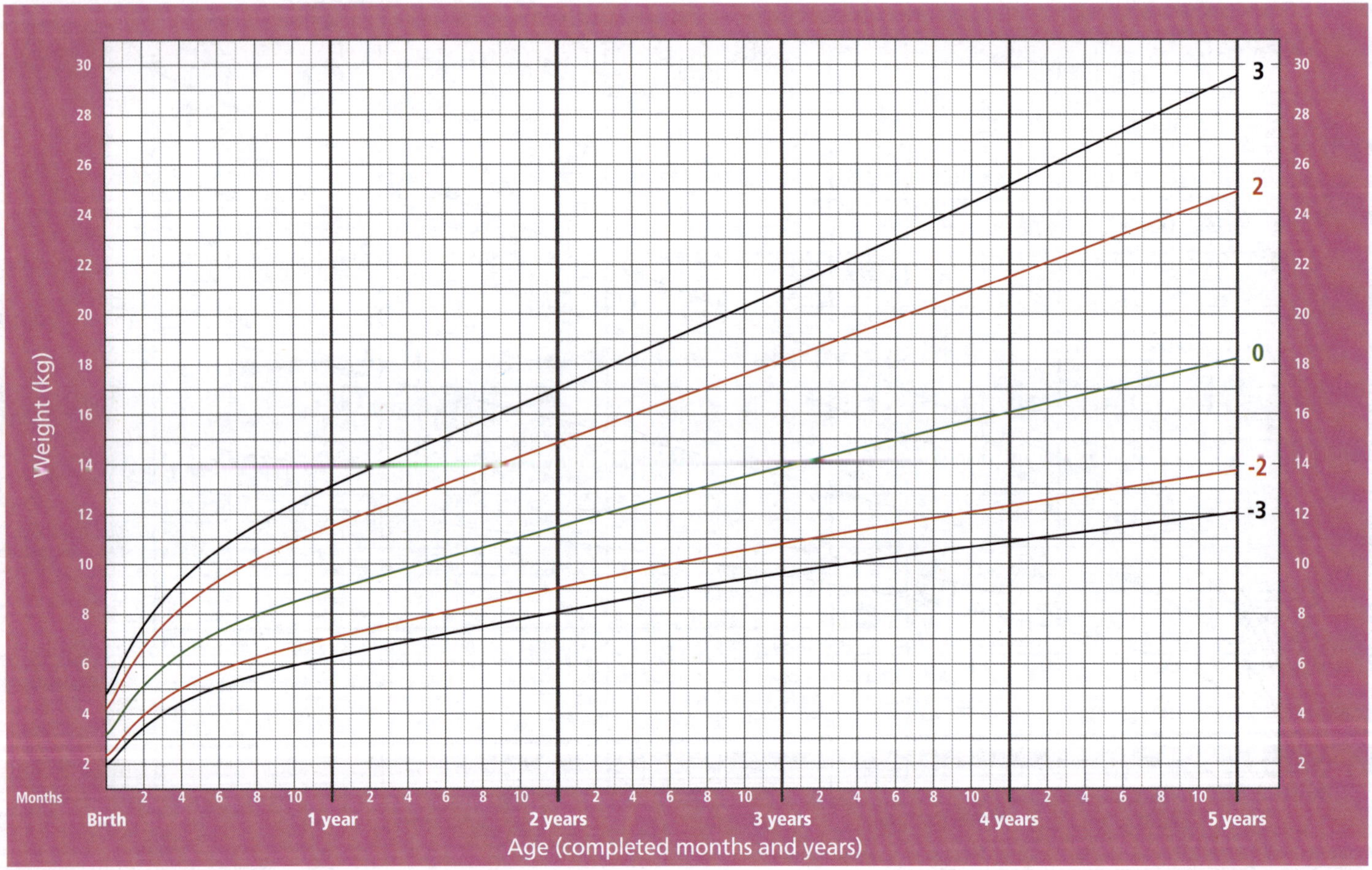

Age (completed months and years)

BMI-for-age BOYS

Birth to 5 years (z-scores)

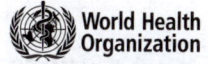
World Health Organization

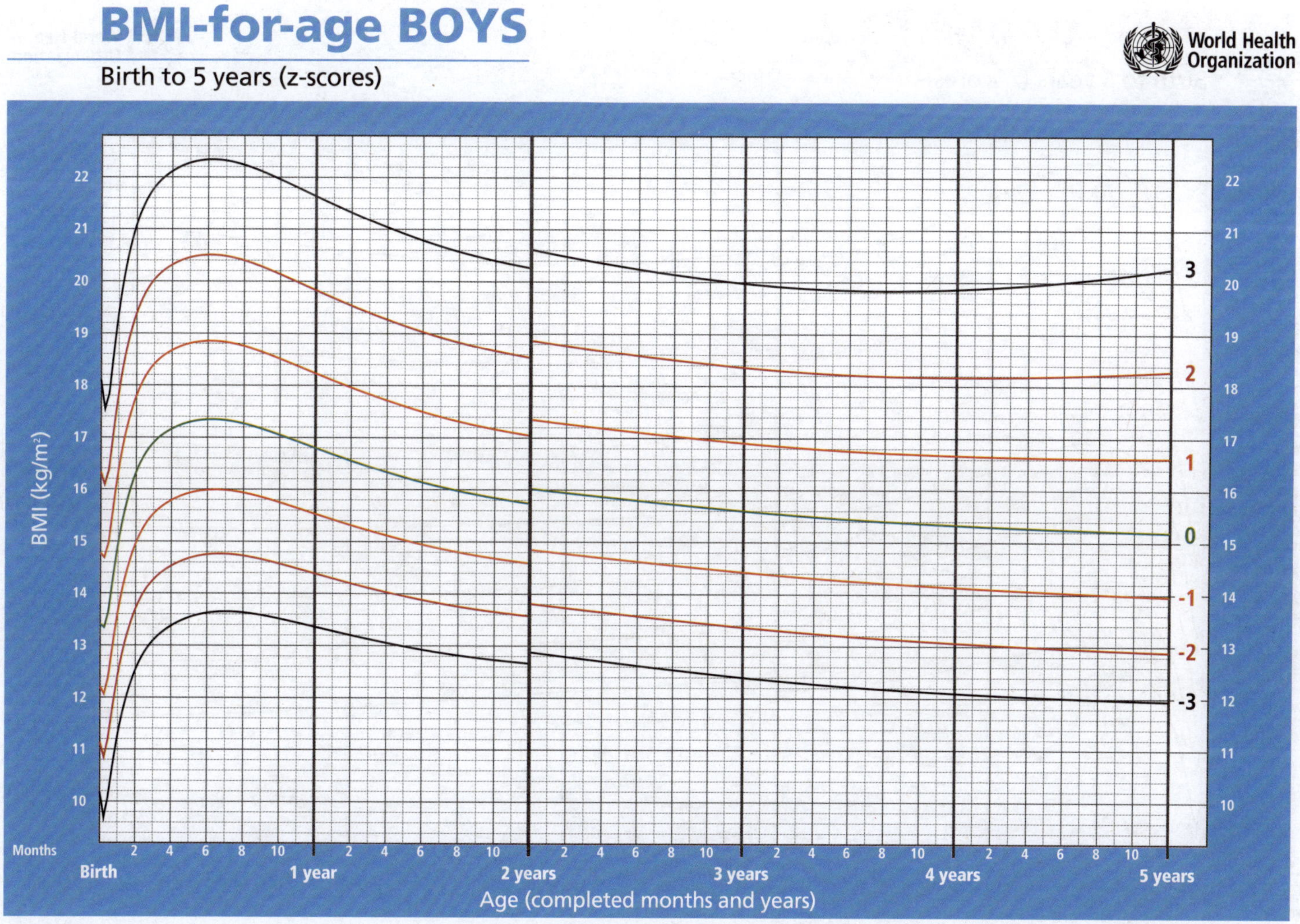

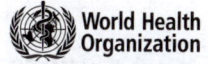

附录1.6　Z评分0～5岁年龄别BMI（女童）

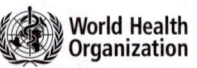

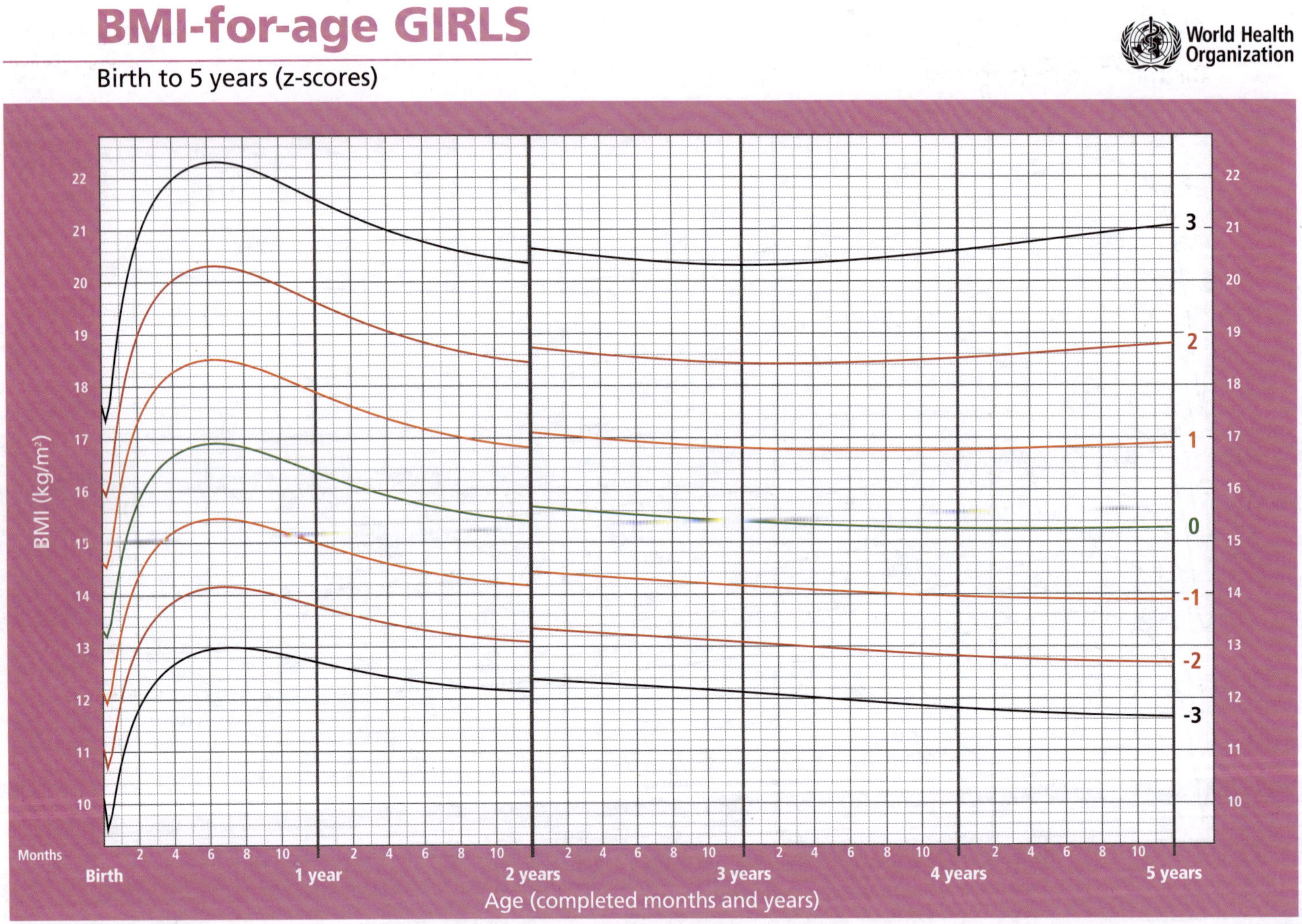
BMI-for-age GIRLS
Birth to 5 years (z-scores)
World Health Organization
BMI (kg/m²)
Age (completed months and years)
Months
Birth
1 year
2 years
3 years
4 years
5 years
3
2
1
0
-1
-2
-3

Height-for-age BOYS

5 to 19 years (z-scores)

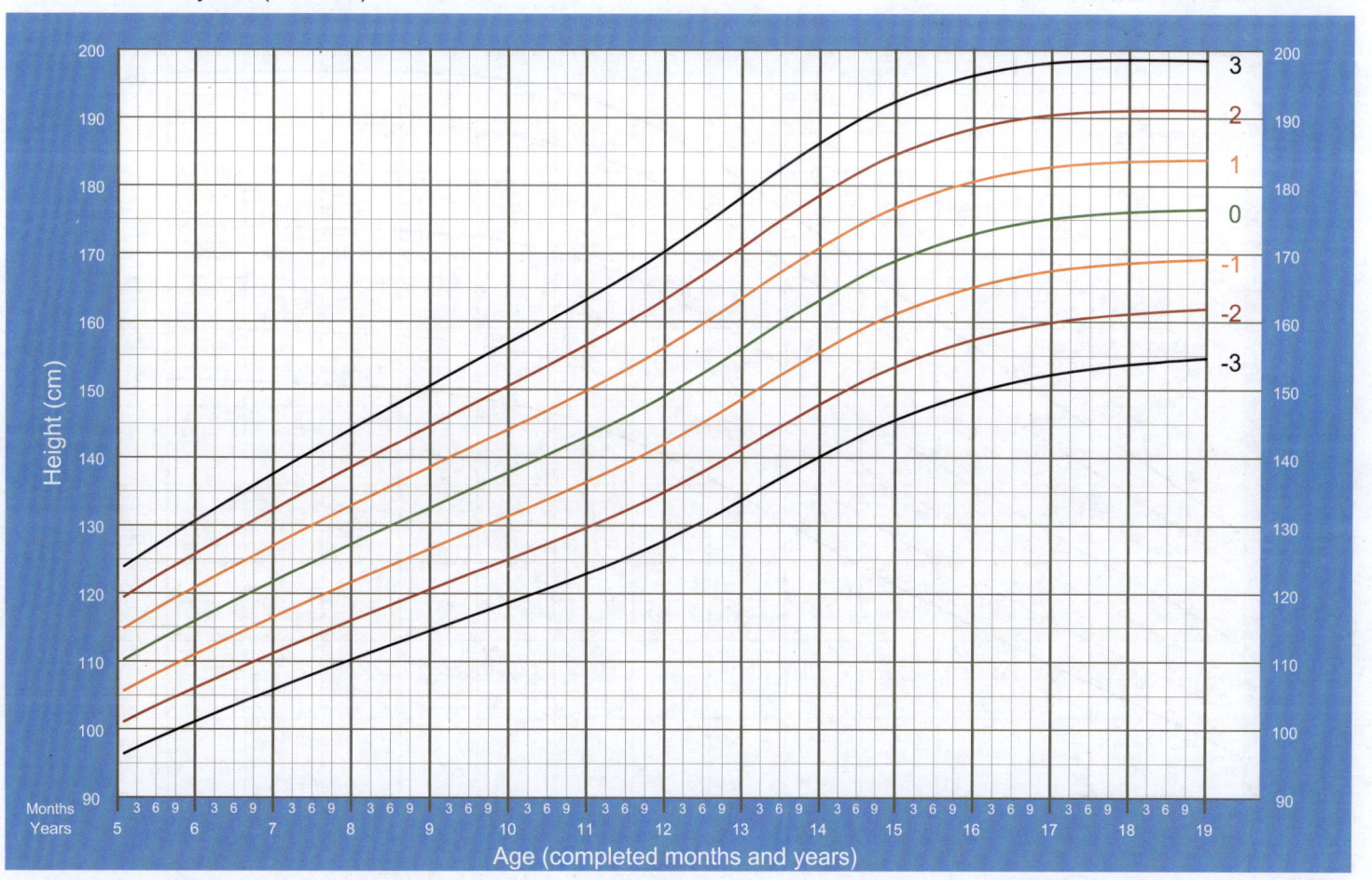

Height-for-age GIRLS
5 to 19 years (z-scores)

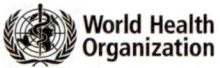
World Health Organization

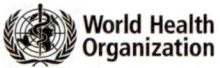

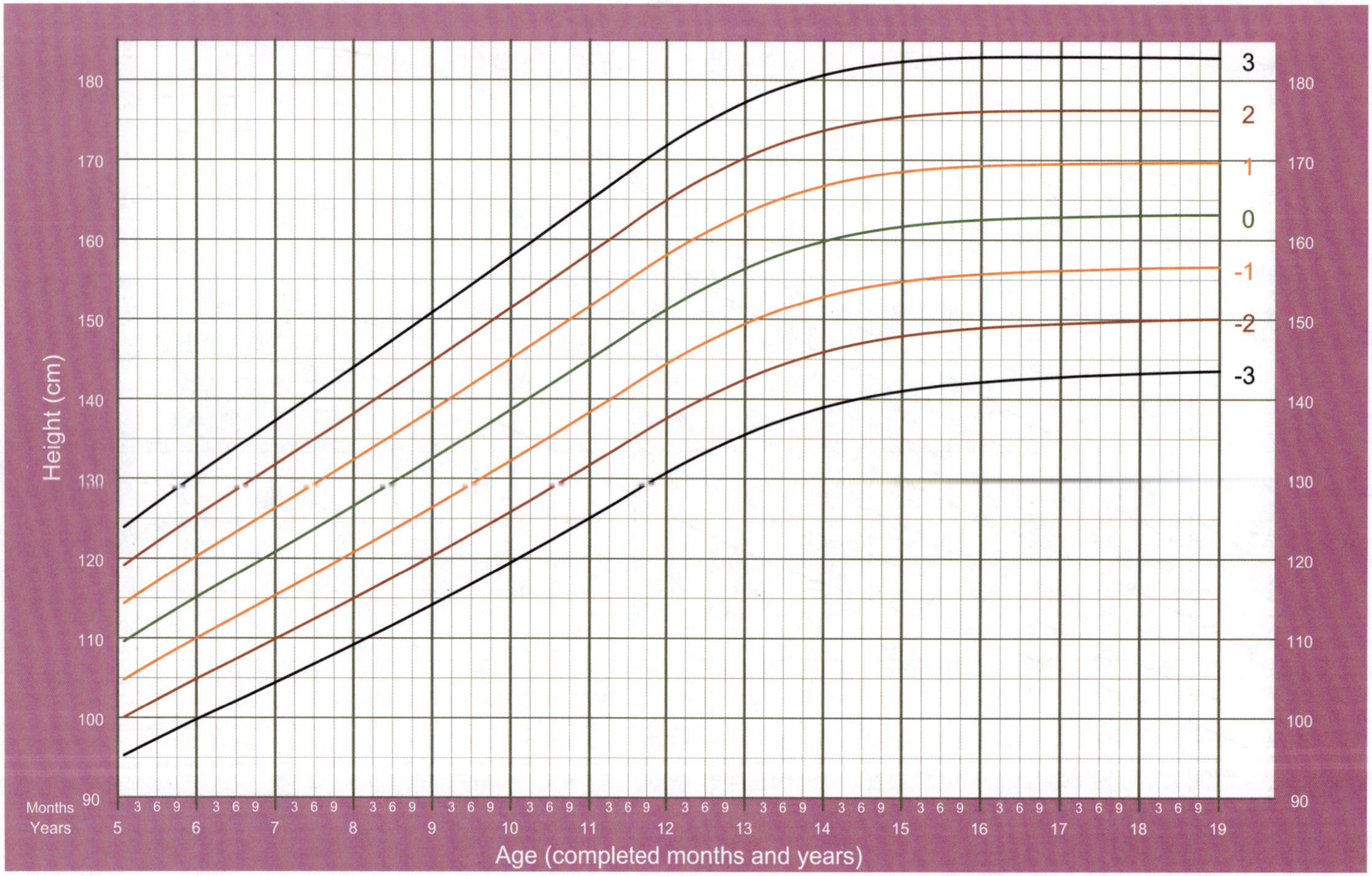

Age (completed months and years)

附录1.9　Z评分5～10岁年龄别体重（男童）

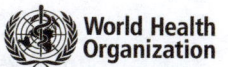

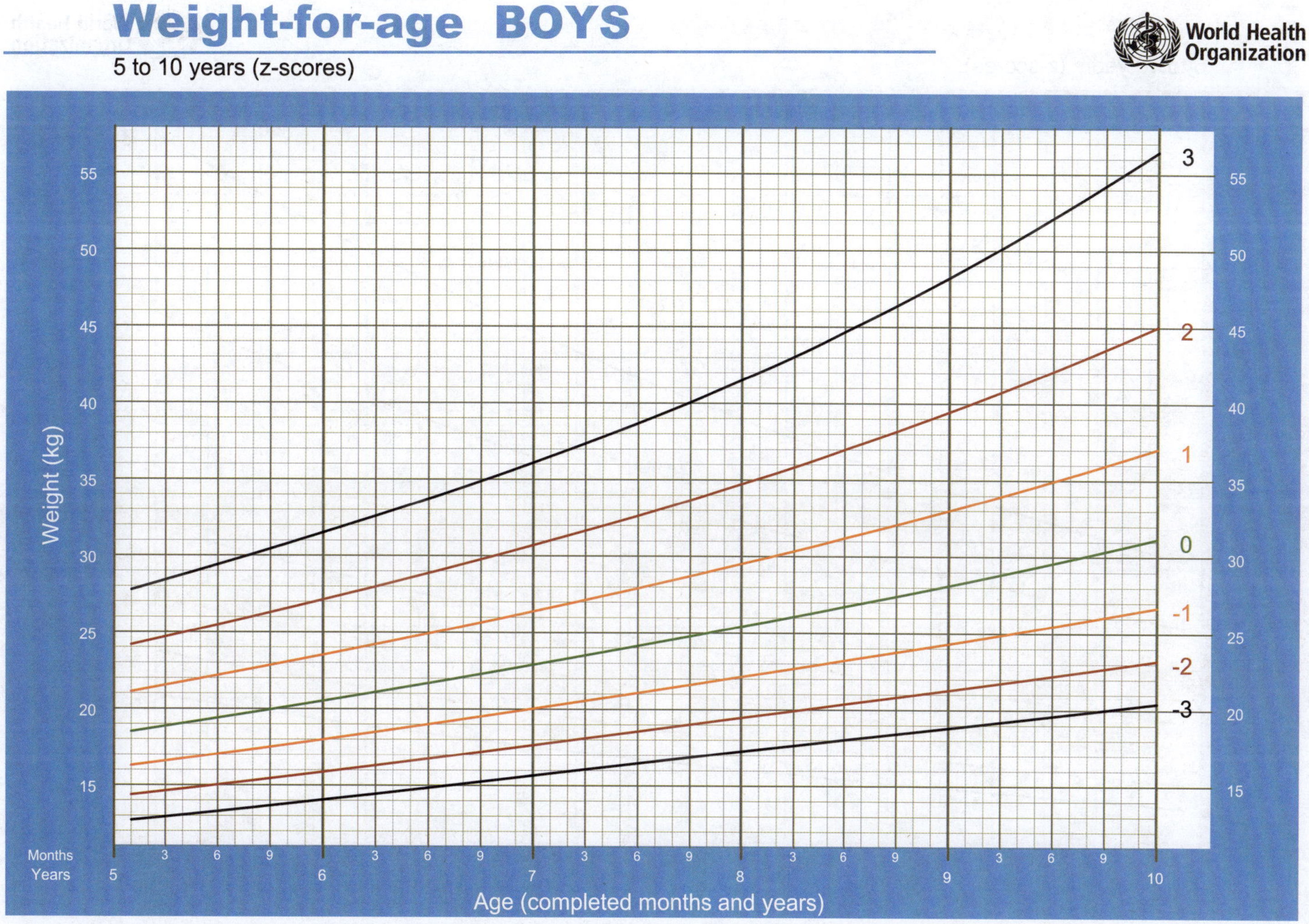

Weight-for-age BOYS
5 to 10 years (z-scores)
World Health Organization
Weight (kg)
55
50
45
40
35
30
25
20
15
3
2
1
0
-1
-2
-3
Months
Years
3 6 9
5 6 7 8 9 10
Age (completed months and years)

Weight-for-age GIRLS
5 to 10 years (z-scores)

World Health Organization

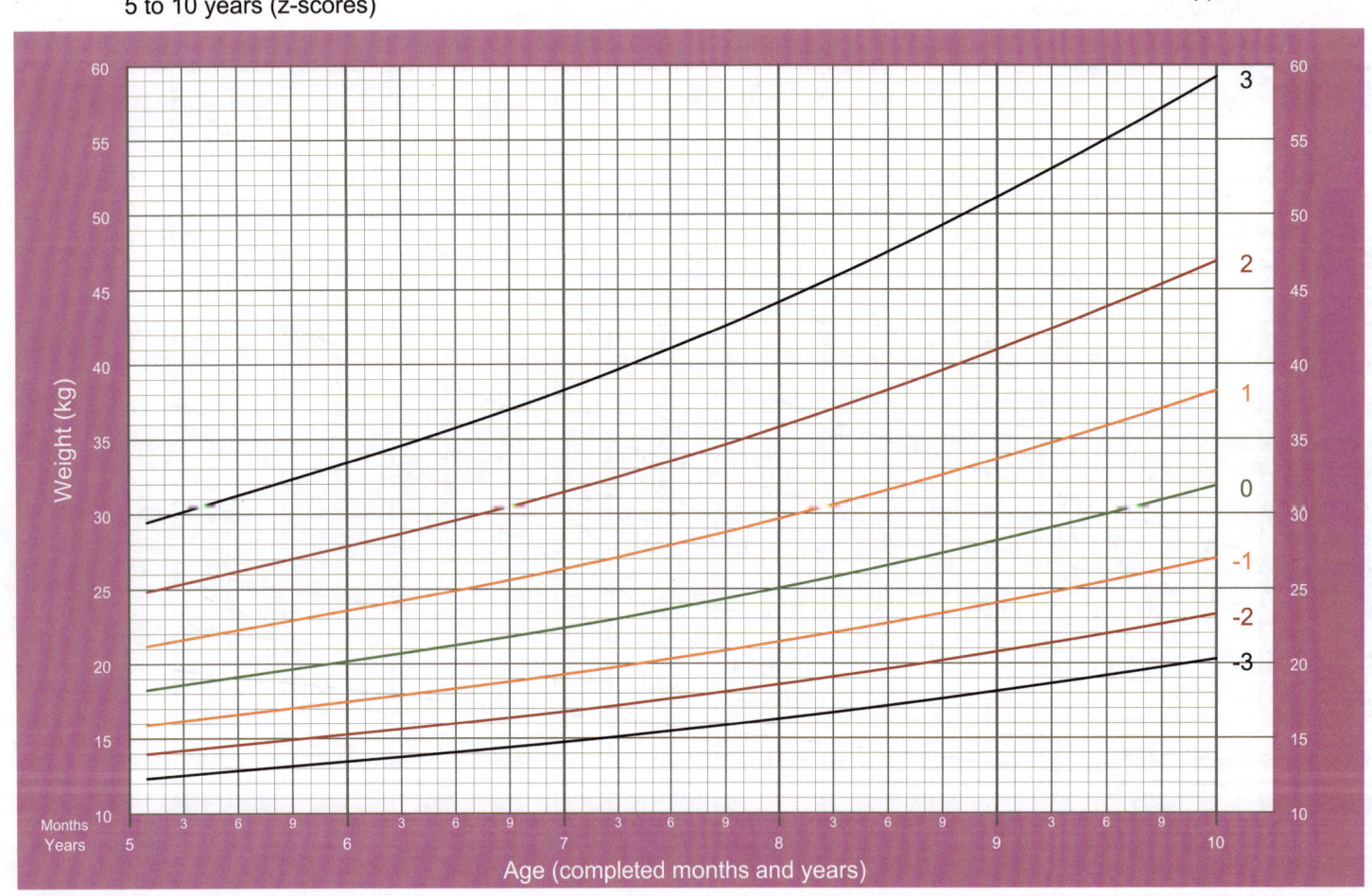

附录1.11 Z评分 5～19岁年龄别BMI（男童）

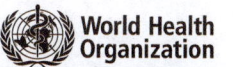

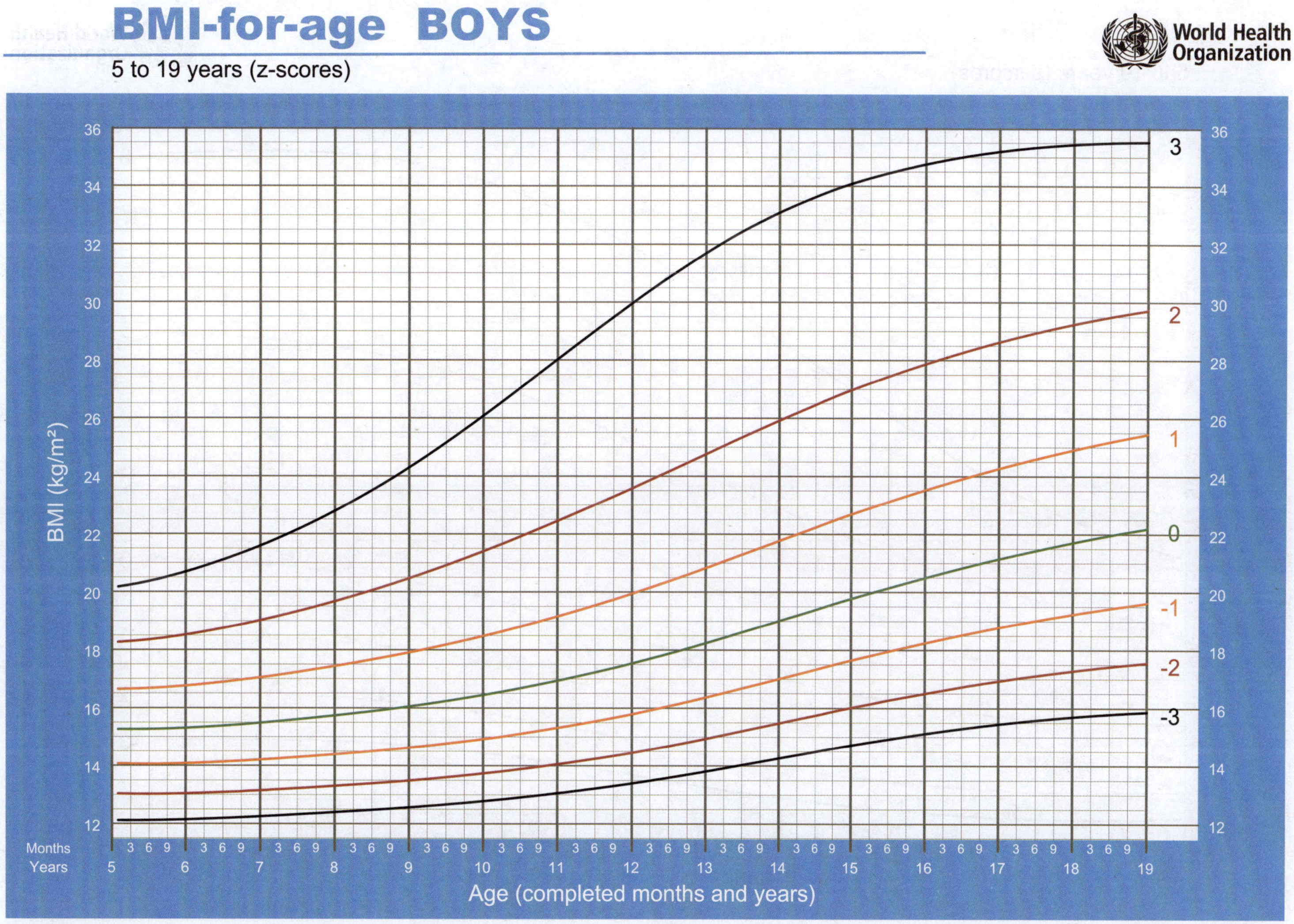

BMI-for-age BOYS
5 to 19 years (z-scores)
World Health Organization
BMI (kg/m²)
36
34
32
30
28
26
24
22
20
18
16
14
12
3
2
1
0
-1
-2
-3
Months
Years
3 6 9
5
6
7
8
9
10
11
12
13
14
15
16
17
18
19
Age (completed months and years)

BMI-for-age　GIRLS

5 to 19 years (z-scores)

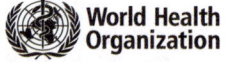
World Health
Organization

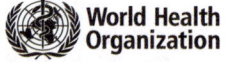

BMI (kg/m²)

Months
Years

Age (completed months and years)

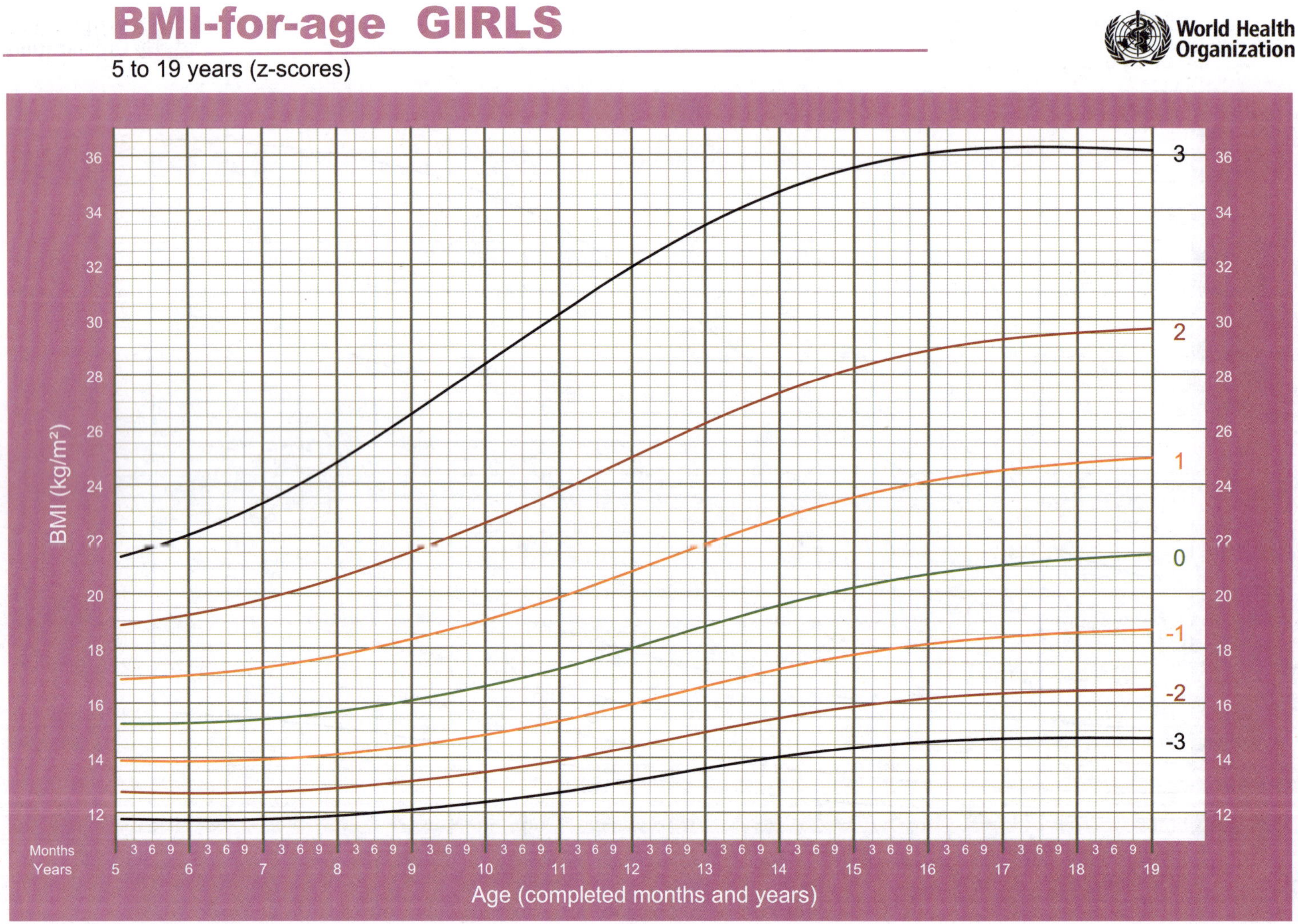

附录2　成人肠内营养制剂分类

（一）特殊医学用途配方食品

产品类别			产品特点	适用人群
全营养配方食品 可作为单一营养来源满足目标人群营养需求	按氮源分	整蛋白配方	配方中蛋白质由整蛋白提供	胃肠功能较好，可耐受整蛋白的人群
		肽类配方	配方中蛋白质由水解蛋白肽提供	胃肠功能受损，消化或吸收能力差，不能耐受整蛋白的人群
		氨基酸配方	配方中蛋白质由氨基酸提供	胃肠功能受损，无法耐受整蛋白和肽类的人群
	部分营养调整型全营养配方食品		仅对全营养配方食品中能量密度、宏量营养素含量和/或其加工方式进行部分调整的全营养配方食品，如高脂肪低碳水化合物全营养配方食品、高蛋白质全营养配方食品、高能量密度全营养配方食品、食物蛋白过敏全营养配方食品等	**高脂肪低碳水化合物全营养配方食品中**脂肪供能占比≥40%，主要特点为高脂肪、低碳水化合物和适当蛋白质；**高蛋白质全营养配方食品中**蛋白质供能占比≥20%；**高能量密度全营养配方食品中**能量密度≥1.5 kcal/ml；**食物蛋白过敏全营养配方食品中**蛋白质由水解的小分子蛋白或短肽或氨基酸提供	**高脂肪低碳水化合物配方食品**在临床上可用于多种疾病，如难治性癫痫患者、葡萄糖载体缺乏症、单纯性肥胖症等；**高蛋白质配方食品**多适用于褥疮、外伤、蛋白流失严重、蛋白营养缺乏、处于各类疾病恢复期的患者；**高能量密度配方食品**适用于中度/重度营养不良患者和需要限液的患者；**食物蛋白过敏全营养配方食品**适用于食物蛋白过敏人群
特定全营养配方食品 可作为单一营养来源能够满足目标人群在特定疾病或医学状况下营养需求	糖尿病/呼吸系统疾病/肾病/肿瘤/肝病/肌肉衰减综合征/创伤、手术等应激状态病人用/炎性肠病/难治性癫痫/胃肠道吸收障碍、胰腺炎/脂肪酸代谢异常/肥胖、减脂手术/其他疾病全营养配方食品		以全营养配方食品为基础，但可依据疾病或医学状况对营养素的特殊要求适当调整，以满足目标人群的营养需求	适合对应疾病状态下的肠内营养支持的人群

（续表）

	产品类别	产品特点	适用人群
非全营养配方食品 可满足目标人群部分营养需求的特殊医学用途配方食品，不适用于作为单一营养来源	**营养素组件：** 蛋白质组件、必需氨基酸组件、支链氨基酸组件、精氨酸组件、谷氨酰胺组件、脂肪（脂肪酸）组件、碳水化合物组件	蛋白质或氨基酸含量应占产品总量70%及以上； 脂肪和/或脂肪酸构成满足临床使用需求； 碳水化合物来源可选用单糖、双糖、低聚糖或多糖、麦芽糊精、葡萄糖聚合物等，不应含有不可溶性膳食纤维	需要额外补充某种能量营养素的人群
	膳食纤维组件	膳食纤维含量应占产品总量85%以上，可溶性膳食纤维应占膳食纤维总量的50%以上	需要增加膳食纤维的人群
	增稠组件	添加的碳水化合物以增稠为目的，不应以提供能量和营养成分为目的；添加一种或多种增稠剂；不得格外添加其他营养素	吞咽障碍或有误吸风险的人群
	电解质配方	以碳水化合物为基础；添加适量电解质	需要补充电解质的人群
	流质配方	以碳水化合物和蛋白质为基础，不应以提供能量和/或营养素为目的添加脂肪；蛋白质供能比10%~25%；可添加多种维生素、矿物质和膳食纤维	适合相应营养需求的人群
	术前碳水化合物配方	以碳水化合物为基础，其能量范围为40~60 kcal/100 ml；应添加钠、钾、氯、钙、磷、镁等电解质；不宜含有膳食纤维；渗透压不宜高于320 mOsm/l	围术期辅助快速康复的人群

产品类别		产品特点	适用人群
非全营养配方食品 可满足目标人群部分营养需求的特殊医学用途配方食品，不适用于作为单一营养来源	氨基酸代谢障碍配方	以氨基酸和/或肽为主要原料，但不含或仅含少量与代谢障碍有关的氨基酸；添加适量的脂肪、碳水化合物、维生素、矿物质和/或其他成分；满足患者部分蛋白质（氨基酸）需求的同时，还应满足患者对部分维生素及矿物质的需求	有氨基酸代谢障碍疾病的人群
	特定疾病非全营养配方食品	以医学和/或营养学的研究结果为依据，其安全性及临床应用（效果）均需要经过科学证实	适合对应疾病状态下营养需求的人群
	其他：如非特定疾病非全营养配方食品	以医学和/或营养学的研究结果为依据，其安全性及临床应用（效果）均需要经过科学证实	适合相应营养需求的人群

（二）其他临床特需的配方食品

产品类别	产品特点
全营养配方食品	同特殊医学用途全营养配方食品
特定全营养配方食品	同特殊医学用途特定全营养配方食品
非全营养配方食品	同特殊医学用途非全营养配方食品
其他	临床特需的配方食品〔以医学和/或营养学的研究结果为依据，其安全性及临床应用（效果）均需要经过科学证实〕

附录3 儿科肠内营养制剂分类

（一）0~12月龄肠内营养制剂

产品类别		产品特点	适用人群
母乳		营养全面，可满足6月龄以下婴儿的全部营养需要	2岁以下婴儿的主食或辅食
婴儿配方食品 / 较大婴儿配方食品		指以乳类及乳蛋白制品和/或大豆及大豆蛋白制品为主要原料，加入适量的维生素、矿物质和/或其他成分，仅用物理方法生产加工制成的液态或粉状产品。其能量和营养成分能够满足0~12月龄婴儿的正常营养需要	适于正常婴儿食用
婴儿特殊医学用途配方食品	乳蛋白部分水解配方	配方中蛋白质由乳蛋白提供；配方中所有乳蛋白经加工分解成小分子乳蛋白、肽段和氨基酸；配方中可用其他可利用碳水化合物完全或部分代替乳糖	功能性胃肠道不适婴儿、可选择用于乳蛋白过敏高风险婴儿
	乳蛋白深度水解配方	产品在即食状态下每100 ml所含有的能量应在250 kJ（60 kcal）~418 kJ（100 kcal）；配方中蛋白质由经深度水解的乳蛋白提供；产品中所有乳蛋白经深度分解为短肽和氨基酸；配方中可用其他可利用碳水化合物完全或部分代替乳糖；可适当调整部分营养素的含量，调整的营养素含量范围应符合国家标准的规定	食物蛋白过敏婴儿、胃肠功能障碍婴儿
	氨基酸配方	产品在即食状态下每100 ml所含有的能量应在250 kJ（60 kcal）~418 kJ（100 kcal）；配方中蛋白质由氨基酸提供；所使用的氨基酸来源应符合相关标准的规定；配方中可用其他可利用碳水化合物完全或部分代替乳糖；可适当调整部分营养素的含量，调整的营养素含量范围应符合国家标准的规定	食物蛋白过敏婴儿、胃肠功能障碍婴儿
	无乳糖 / 低乳糖配方	配方中应以其他可利用碳水化合物完全或部分代替乳糖；固态无乳糖配方食品中乳糖含量应低于0.5 g/100 g；固态低乳糖配方食品中乳糖含量应低于2 g/100 g。液态产品可按照稀释倍数做相应折算；配方中蛋白质由乳蛋白提供	乳糖不耐受婴儿
	早产/低出生体重婴儿配方	产品在即食状态下每100 ml所含有的能量应在250 kJ（60 kcal）~465 kJ（111 kcal）；应使用中链脂肪作为脂肪的部分来源，中链脂肪不应超过总脂肪的40%；可适当调整部分营养素的含量，调整的营养素含量范围应符合国家标准规定；配方中蛋白质由单一来源的优质蛋白提供，乳蛋白可以是整蛋白，也可以是水解蛋白	早产/低出生体重婴儿

产品类别		产品特点	适用人群
婴儿特殊医学用途配方食品	母乳营养补充剂	可选择性地添加国家标准规定的必需成分和可选择成分，其含量可依据早产/低出生体重儿的营养需求及公认的母乳数据进行适当调整，与母乳配合使用可满足早产/低出生体重儿配方能量和营养素的最大值和最小值的要求；配方中蛋白质由单一来源的优质蛋白提供，乳蛋白可以是整蛋白，也可以是水解蛋白	早产/低出生体重婴儿
	氨基酸代谢障碍配方	产品在即食状态下每100ml所含有的能量应在250 kJ（60 kcal）～418 kJ（100 kcal）；配方中蛋白质由氨基酸提供；其要求应符合国家标准的规定；限制的氨基酸种类及含量符合国家标准；配方中可用其他可利用碳水化合物完全或部分代替乳糖；可适当调整部分营养素的含量，调整的营养素含量范围应符合国家标准的规定	氨基酸代谢障碍婴儿
	生酮配方	脂肪与（蛋白质+碳水化合物）的质量比范围在1:1～4:1之间；脂肪、亚油酸最大值和碳水化合物最小值不做限定；配方中蛋白质由单一来源的优质蛋白提供	难治性癫痫婴儿
	防反流配方	添加高支链淀粉的预糊化形式和/或增稠剂；添加高支链淀粉时，淀粉的添加量为9～25 g/100 g；配方中蛋白质由单一来源的优质蛋白提供	频发胃食管反流的婴儿
	脂肪代谢异常配方	应以中链脂肪作为脂肪的部分来源；中链脂肪含量应不低于总脂肪的50%；配方中蛋白质由单一来源的优质蛋白提供	脂肪酸转运、代谢、吸收等障碍的婴儿
	高能量配方	产品在即食状态下每100 ml所含有的能量应在314 kJ（75 kcal）～565 kJ（135 kcal）；蛋白质的含量应不低于0.53 g/100 kJ（2.2 g/100 kcal）；配方中蛋白质由单一来源的优质蛋白或氨基酸提供。乳蛋白可以是整蛋白，也可以是水解蛋白	由疾病引起的高消耗、生长发育迟缓、限制液体摄入的婴儿
	蛋白质组件	产品中蛋白质由单一来源的优质蛋白提供，乳蛋白可以是整蛋白，也可以是水解蛋白；整蛋白产品中蛋白质含量应不低于90 g/100 g；部分水解和深度水解产品中蛋白质含量应大于80 g/100 g（以干物质计）；不应额外添加其他成分（工艺必需的成分除外）；应与其他食品配合使用	需要额外补充蛋白质的婴儿
	中链脂肪组件	来源于中链脂肪含量较高的植物油；中链脂肪含量应不低于总脂肪的95%；不应额外添加其他成分（工艺必需的成分除外）；应与其他食品配合使用	需要额外补充中链脂肪酸的婴儿

（二）1～10岁肠内营养制剂

产品类别			产品特点	适用人群
幼儿配方食品			以乳类及乳蛋白制品和/或大豆及大豆蛋白制品为主要蛋白来源，加入适量的维生素、矿物质和/或其他原料，仅用物理方法生产加工制成的产品。其能量和营养成分能满足正常幼儿的部分营养需要	适用于幼儿食用
特殊医学用途配方食品	全营养配方	全营养配方	营养全面，能满足1～10岁儿童的生长发育需要	消化代谢正常的1～10岁儿童
		部分营养调整型全营养配方：高脂肪低碳水化合物全营养配方食品、高蛋白质全营养配方食品、高能量密度全营养配方食品、食物蛋白过敏营养配方食品等	**高脂肪低碳水化合物全营养配方食品**中脂肪供能占比≥40%，主要特点为高脂肪、低碳水化合物和适当蛋白质； **高蛋白质全营养配方食品**中蛋白质供能占比≥20%； **高能量密度全营养配方食品**中能量密度≥1.5 kcal/ml； **食物蛋白过敏全营养配方食品**中的蛋白质由水解的小分子蛋白或短肽或氨基酸提供	**高脂肪低碳水化合物全营养配方食品**在临床上可用于多种疾病，如难治性癫痫患儿、葡萄糖载体缺乏症、单纯性肥胖症等； **高蛋白质全营养配方食品**多适用于褥疮、外伤、蛋白流失严重、蛋白营养缺乏、处于各类疾病恢复期的患儿； **高能量密度全营养配方食品**适用于中度/重度营养不良患儿和需要限液的患儿； **食物蛋白过敏全营养配方食品**适用于食物蛋白过敏患儿
		部分营养调整型全营养配方：乳蛋白深度水解配方	配方中蛋白质由经深度水解的乳蛋白提供；产品在即食状态下每100 ml所含有的能量应在250 kJ（60 kcal）～502 kJ（120 kcal）	1～10岁食物蛋白过敏，胃肠功能障碍儿童
		部分营养调整型全营养配方：氨基酸配方	配方中蛋白质由氨基酸提供；产品在即食状态下每100 ml所含有的能量应在250 kJ（60 kcal）～502 kJ（120 kcal）	1～10岁食物蛋白过敏，胃肠功能障碍儿童

产品类别		产品特点	适用人群
特殊医学用途配方食品	特定全营养配方	根据特定疾病需求调整的全营养配方	适合各种疾病状态下的1～10岁儿童
	非全营养配方	营养素组件、增稠组件、膳食纤维组件、电解质配方、流质配方、术前碳水化合物配方、氨基酸代谢障碍配方、特定疾病非全营养配方、其他等	配合食品或其他营养制剂使用
其他临床特需的配方食品	全营养配方食品	同1～10岁特殊医学用途全营养配方食品。以医学和/或营养学的研究结果为依据，其安全性及临床应用（效果）均需要经过科学证实	
	特定全营养配方食品	同1～10岁特殊医学用途特定全营养配方食品。以医学和/或营养学的研究结果为依据，其安全性及临床应用（效果）均需要经过科学证实	
	非全营养配方食品	同1～10岁特殊医学用途非全营养配方食品。以医学和/或营养学的研究结果为依据，其安全性及临床应用（效果）均需要经过科学证实	

（三）婴幼儿辅助食品

产品类别		产品特点	适用人群
谷物辅助食品 一种或多种谷物（如：小麦、大米、小米、大麦、燕麦、黑麦、玉米等）为主要原料，且谷物干物质占总干物质组成的50％以上，添加适量的营养强化剂和/或其他原料，经加工制成	婴幼儿谷物辅助食品	用乳或其他含蛋白质的适宜液体冲调后食用的，或即食状态婴幼儿谷类辅助食品	适用于6～36月龄较大婴儿和幼儿食用的婴幼儿谷类辅助食品
	婴幼儿高蛋白谷物辅助食品	添加了高蛋白质原料，用水或其他不含蛋白质的适宜液体冲调后食用，或即食状态的婴幼儿谷类辅助食品	
	婴幼儿生制类谷物辅助食品	熟制后方可食用的婴幼儿谷类辅助食品	
	其他婴幼儿谷物辅助食品	可直接食用，或粉碎后加水（或乳或其他适宜液体）冲调后食用的婴幼儿谷类辅助食品，如饼干、磨牙棒等	
罐装辅助食品 食品原料经处理、灌装、密封、杀菌或无菌灌装后达到商业无菌，可在常温下保存	泥（糊）状罐装辅助食品	呈半固态或固态状，吞咽前不经咀嚼可顺利吞咽的泥（糊）状婴幼儿罐装辅助食品	适用于6～36月龄较大婴儿和幼儿食用的食品
	颗粒、片（块）状罐装辅助食品	颗粒、片（块）状大小应保障不会引起婴幼儿吞咽困难、稀稠适中的婴幼儿罐装辅助食品。如产品适用于6～12月龄较大婴儿，其颗粒、片（块）状大小应小于5 mm	
	汁类罐装辅助食品	呈液体状态的婴幼儿罐装辅助食品	

（续表）

产品类别		产品特点	适用人群
辅食营养素补充品 一种含多种微量营养素（维生素和矿物质等）的补充品，其中含或不含食物基质和其他食品原料	辅食营养素补充食品	以大豆、大豆蛋白制品、乳类、乳蛋白制品中的一种或以上为食物基质，添加多种微量营养素和/或其他食品原料制成的辅食营养素补充品。食物形态可以是粉状或颗粒状或半固态等，且食物基质提供优质蛋白质； 辅食营养素补充食品 10.0 g ~ 20.0 g，每日份产品应为独立计量小包装	适用于6 ~ 36月龄婴幼儿及37 ~ 72月龄学龄前儿童食用的辅食营养补充品
	辅食营养素补充片	以大豆、大豆蛋白制品、乳类、乳蛋白制品中的一种或以上为食物基质，添加多种微量营养素和/或其他食品原料制成的片状辅食营养补充品，易碎或易分散； 辅食营养素补充片1.5 g ~ 3.0 g	
	辅食营养素撒剂	由多种微量营养素制成的粉状或颗粒状辅食营养补充品，含或不含食物基质或其他食品原料； 辅食营养素撒剂 0.8 g ~ 2.0 g，每日份产品应为独立计量小包装	

（四）10 ~ 17岁肠内营养制剂

参考成人的肠内营养制剂推荐

参考文献

[1] WORLD HEALTH ORGANIZATION. The WHO Child Growth Standards[EB/OL]. （2009-11-12）［2025-04-07］. https://www.who.int/tools/child-growth-standards/standards.

[2] WORLD HEALTH ORGANIZATION. Growth reference data for 5-19 year［EB/OL］.［2025-04-07］. https://www.who.int/tools/growth-reference-data-for-5to19-years/indicators.

[3] 中华人民共和国国家卫生和计划生育委员会. 食品安全国家标准 特殊医学用途配方食品通则：GB 29922-2013［S］. 北京：中国标准出版社，2013.

[4] 中华人民共和国国家卫生健康委员会，国家市场监督管理总局. 食品安全国家标准 婴儿配方食品：GB 10765-2021［S］. 北京：中国标准出版社，2021.

[5] 中华人民共和国国家卫生健康委员会，国家市场监督管理总局. 食品安全国家标准 较大婴儿配方食品：GB 10766-2021［S］. 北京：中国标准出版社，2021.

[6] 中华人民共和国国家卫生健康委员会，国家市场监督管理总局. 食品安全国家标准 幼儿配方食品：GB 10767-2021［S］. 北京：中国标准出版社，2021.

[7] 中华人民共和国国家卫生和计划生育委员会. 食品安全国家标准 辅食营养补充品：GB 22570-2014［S］. 北京：中国标准出版社，2014.

围术期全程营养管理流程速查手册